主编 邓 祥

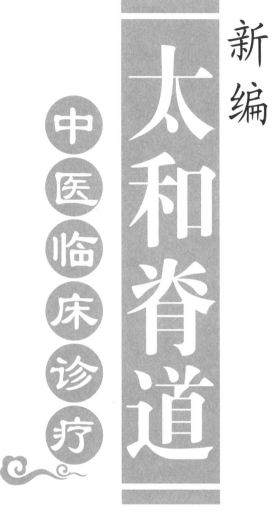

新编

太和脊道

中医临床诊疗

U0325513

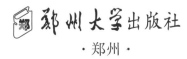
郑州大学出版社

·郑州·

图书在版编目（CIP）数据

新编太和脊道中医临床诊疗／邓祥主编. — 郑州：郑州大学出版社，2020. 11
ISBN 978-7-5645-7342-3

Ⅰ. ①新… Ⅱ. ①邓… Ⅲ. ①经络 - 按摩疗法（中医） Ⅳ. ①R244.1

中国版本图书馆 CIP 数据核字（2020）第 193719 号

新编太和脊道中医临床诊疗

XINBIAN TAIHE JIDAO ZHONGYI LINCHUANG ZHENLIAO

策划编辑	吴　昕	封面设计	苏永生
责任编辑	李龙传	版式设计	凌　青
责任校对	陈文静	责任监制	凌　青　李瑞卿

出版发行	郑州大学出版社有限公司	地　　址	郑州市大学路40号（450052）
出 版 人	孙保营	网　　址	http://www.zzup.cn
经　　销	全国新华书店	发行电话	0371-66966070
印　　刷	河南文华印务有限公司		
开　　本	710 mm×1 010 mm　1／16		
印　　张	10	字　　数	145 千字
版　　次	2020 年 11 月第 1 版	印　　次	2020 年 11 月第 1 次印刷

书　　号	ISBN 978-7-5645-7342-3	定　　价	69.00 元

本书如有印装质量问题，请与本社联系调换。

作者名单

主　编　邓　祥

编　委　(按姓氏笔画排序)

王清秀　邓　祥　刘　雪

任书明　余向辉　张少伟

张铎远　陈潇林　杨　娜

周江东　庞志勇　姚新华

徐广立

太和脊道

张磊题

张磊，国医大师，河南中医药大学教授，曾任河南省卫生厅副厅长，河南中医学会会长、中药学会会长。

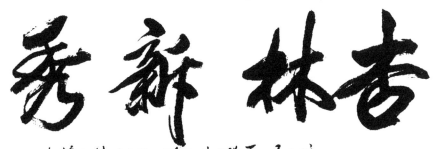

正在师医祥贺馆题

杏林新秀

赵安业，河南中医药大学教授，赵氏中医掌门人，第七代传人，仲景国医学院院长，中医教育家。

序（1）

　　中华民族在几千年的繁衍生息中，培育形成了独具特色的中国传统文化，也培育形成了具有民族特色的伟大精神，像少林功夫、太极文化等，这种精神已深深地融入社会生活的方方面面。犹如诞生于中原的中华民族瑰宝，为全人类的健康做出了巨大贡献。

　　俗话说，英雄未必在庙堂，民间自有高人在。古往今来，在民间一直蕴藏着许多健身防病的好功法，由于种种原因，只能在当地某些人群或某个范围内流传，不为大众所知晓。只有那些有心之人、有志之士，才能去认真挖掘整理，使其发扬光大。

　　在中原南阳盆地东北部，有一个历史文化名镇赊店。在赊店镇东南12公里唐河古航道之畔有一座古老的集镇，现为社旗县兴隆镇老街村，村内居住着一户邓氏中医世家，历代以行医为生，并世代单传着一门养生功法太和养生功。

　　"太和脊道"由邓氏高祖邓坤伦于明宣德年间所创，迄今已近600年，传承了15代。本书作者邓祥先生就是"太和脊道"的第15代传人。他9岁时遭遇车祸险些丧生，经摘除左腿髌骨后，幸得其祖父用家传医学及太和脊道救治，得以痊愈。自此，开始修习医术并练习祖传"太和养生功"，尽得祖上真传。祖父去世后，邓祥开始外出游历并拜多位中医名家为师。后落地郑州，从事中医养生工作，传授太和养生功法，受众甚多，功效良好。邓祥深知，医学，仁术也。本着"养生健身、治病救人"之精神，他决心将祖传技艺奉献于大众,为广大百姓服务。

为了传承并弘扬家传心法,邓祥在繁忙的工作之余,不舍昼夜,寸阴是竞,勉力撰写本书,我打开书稿阅读时瞬间被书中的内容所吸引。该书概说了太和脊道的源头活水,指出太和脊道效法天地,以中医学天人合一的整体观为核心,以中医经典《黄帝内经》的藏象理论为基础,以功法导引为方式,以食饮调理为辅助。此功法的显著特点是以中国传统儒、道哲学中的阴阳辨证理念为核心思想,集颐养性情、强身健体、治疗疾病于一体。同时,介绍了太和疗法的主要内容,包括太和脊道的理论体系、太和经筋疗法、九宫推拿、治疗破皮筋伤治法的具体操作方法等。然后讲述了太和养生功的修习方法和一系列注意事项。最后还罗列了部分案例。内容颇为丰富,可见作者的一片良苦用心。

特别是书中的一段话让人耳目一新:"治愈疾病的千万种法都是客体,而人才是主体。他们都是调动了人体的自愈功能使机体自我修复的,所以,启动人体自愈系统,让自我免疫力强大才是生身之本。"

这一理念深得人心,不由得产生共鸣。我觉得这是一本有分量的书,应当一读,特别是崇尚自然养生者更值得一读。

天地之间,世界万物,树木花草,山岳楼台,无时不在变化。在这互联网的大数据时代,更是千变万化,日新月异。如何将太和养生功这一较为古老的功法融入飞速发展的新时代潮流,让其为民众服务,这还有待于在实践中检验并做进一步研究。而作者一片热诚之心,将流传几百年的家传功法奉献给大众,这是利国利民的功德之举,可喜可贺!

适值该书付梓之际,承蒙邓祥先生不弃,嘱我写一篇序言。我一介书生而已,自知才疏学浅,难以领会太和养生功之真谛,不敢妄加评述,便冒昧写下了阅读书稿后的一点感受,敬请方家正之。

许敬生

2020 年 9 月 18 日夜于郑州金水河畔问学斋

序(2)

  传统民族医学是我国各族人民在生产生活中与疾病做斗争，不断总结发展的一门学科，为中华民族的繁衍昌盛做出了巨大的贡献，多以师带徒口传心授的方式继承。脊柱疗法古已有之，为中医十三科之一，世代相传，为中华民族的身心健康做出了不可磨灭的贡献。近代以来，由于是非主流医学，传统技艺又大多有严格的传承规矩，比如"传男不传女"等。故习者有之，发扬者鲜，导致很多文化瑰宝消失在历史长河中，成为真正的"绝学"。

  宛东邓氏，医武传家，惠及乡里。传承人邓祥自幼身残，不甘沉沦，继承家学，守正创新，努力进取，吸取了先贤关于机体"气街"分段调控、"结交会"级次微调、"四维轮周"理论和传统的脏腑推拿法，又结合现代解剖学，用手法"解结""消灶""解锁"消除病灶。邓氏太和脊柱疗法(简称太和脊道)是中华医学文化宝贵的遗产。

  作者用正脊理气通督之法，来培养、激发人体先天之气，达到"正气存内，邪不可干"自我疗愈的效果，合医道。书中还讲了三层九品、九宫过血术等，对"医""道"层次的认识也是难能可贵的。本书有较高的实用价值，在当下，也为中医的传承和发展贡献出了一分力量。

  我很欣赏邓祥注重学习、传承精髓、守正创新的精神，故为之序。

赵安业
庚子年夏于仲景国医

前　言

能成为一名中医，是我一生中最值得欣慰的事情。我自小多磨难，在病痛中开始学习，继承了家传医术。出生时家境贫寒，突发惊厥，差点夭折，所幸祖父妙手，开九锁，吹阴虫得以续命（开九锁为家传按摩解急救逆手法，只要虚里有动，皆可救回，传说扁鹊救虢国太子就用此法。吹阴虫是一种用虫子制作的药粉吹入鼻孔，对晕厥等病症立效）。

幼时横遭车祸致使左腿髌骨摘除，第三、四腰椎压缩性骨折。之所以肌肉没有萎缩，筋骨关节没有钙化，更没有和其他同症之人一样终身致残，是受益于家传医术。家里十几代人行医，无论风霜雪雨有无酬劳，只要请诊，务必躬亲，救人无数。邻里几乎都受过我祖辈恩惠。祖父常说，行善虽无人见，作恶自有天知！多行善积德为儿孙积福。我治病的钱是周围几个村子父老乡亲凑钱帮扶，才得以痊愈。经过生命锤炼深知病痛伤人至深。又感邻里乡亲爱护无以为报，因而立志继承家学。学有所成，用自己的技艺回馈社会，让世间，少点伤痛多点安康。

学医习武是从这次车祸之后开始的。在治疗期间，生活特别枯燥，不能下床，没有任何活动，祖父就教我读《神农本草经》《黄帝内经》《拆骨分经》《按摩经》等著作解闷。能下床之后祖父又教我家传导引术，如基本功燕子抄沙、子午阳性功、铁板桥、推拿九宫十八推、解九锁等。每天家里有患者，就帮祖父拿药、抄方，做一些辅助工作。祖父妙手仁心，为解疾苦，教我用简、便、验、廉的按蹻、砭石、导引等中医治法给患者治病。让患者少花钱，还可治大病。还常叮咛治病当察所因、望形色、分表里、审阴阳、探经络、识腑脏、求其本、灭其根、查愈后、定回访。

11 岁时我已经认识几十种中药，可以做祖父的小助手了。一般的感冒发热咳嗽、腰痛、脱臼等已经不用祖父出手，我就可以手到病除。曾参与治疗过多种疾病，如卒中后遗症，颈椎、胸椎、腰椎错位、膨出，筋伤、骨裂、出槽、祛除瘢痕、消渴症、烧伤、筋瘤、阳痿早泄，等等。在祖父指导下疗效显著，也收获了很多实践经验。在祖父的悉心传授下，渐渐地就熟悉了太和脊道、太和养生功、太和经筋疗法、九宫推拿等治疗手段。多年来，我用这些方法为患者治疗，多获良效。下学后又多方游历，遍访名师，如邓铁涛老师、刘渡舟老师、李可老师等。

为了传承及弘扬家传心法"太和脊道"，特勉力而行，试写本书。全书共分 6 章。第一章太和养生简说。第二章太和脊道理论。第三章太和疗法的主要内容，含太和脊道、太和筋经疗法、九宫推拿的具体操作方法、破皮筋伤治法等。第四章太和养生功修习。在修炼的九个环节(即正定守一、吐纳导引、点穴、吊腰、伸筋、拔骨、实腹、腾膜、行功收功)中，重点介绍第四节。第五章养生智慧要诀。第六章诊疗案例。本书可供喜好练功按蹻者参阅。

本书编纂过程中，得到了许敬生教授、郑玉玲教授、赵安业教授、邵素菊教授、陈潇林教授等前辈的审阅指导，邓莹教授、吴逸明教授在写作中给予帮助，张磊老师给予鼓励，在此表示衷心的感谢。同时也衷心地感谢所有为我提供文献资料的同志，使我们在编写中得到了极大的帮助。余自知先天不足，根底尚浅，除了有一颗想要为人们减少点病痛的赤子之心外，别无他求。中医复兴任重道远，愿与同仁一起为中医复兴尽绵薄之力。尚望前辈及同仁不吝斧正，以便修改提高。在此深表谢忱！

邓祥

2019 年 10 月 30 日于郑州太和堂

目　录

第一章　太和养生简说 ……………………………… 001

一　亚健康状况 ……………………………… 001

二　导引按摩 ……………………………… 002

三　三层九品 ……………………………… 003

四　源头活水 ……………………………… 011

第二章　太和脊道理论 ……………………………… 014

一　一元气论 ……………………………… 015

二　天地阴阳五行 ……………………………… 023

三　子午流注学说 ……………………………… 028

四　内经图 ……………………………… 042

第三章　太和脊道疗法 ……………………………… 046

一　太和脊道：骨正 ……………………………… 046

二　太和经筋疗法：筋柔 ……………………………… 059

三　九宫推拿：腹实 ……………………………… 065

第四章　太和养生功法 ……………………………… 074

一　功法概论 ……………………………… 074

二　功法特点 ……………………………… 078

三　功前必读 ……………………………………… 078

四　功前须知 ……………………………………… 091

五　主要功法介绍与修炼 ………………………… 093

六　误伤和应对 …………………………………… 103

第五章　养生智慧 …………………………………… 107

一　中医智慧 ……………………………………… 107

二　日常十要 ……………………………………… 108

三　生活十忌 ……………………………………… 109

四　禁忌十八伤 …………………………………… 110

五　养生六种心境 ………………………………… 110

六　清心养生七法 ………………………………… 111

七　智慧养生举例 ………………………………… 113

第六章　中医临床案例 ……………………………… 117

一　糖尿病医案 …………………………………… 117

二　糖尿病坏疽医案 ……………………………… 118

三　胃部疼痛医案 ………………………………… 119

四　腰痛医案 ……………………………………… 119

五　男科医案 ……………………………………… 120

六　瘢痕案例 ……………………………………… 122

附录一　常用推拿手法 ……………………………… 123

附录二　常用推拿手法训练及应用 ………………… 124

附录三　气血津液辨证 ……………………………… 131

附录四　六经辨证与三焦辨证方法 ………………… 137

附录五　道语名词小释 ……………………………… 143

第一章

▶ 太和养生简说

一 亚健康状况

现在很多人都处于亚健康和疾病的困扰之中。什么是亚健康？亚健康就是处于健康和疾病之间的一种状态。每天感觉都是昏昏沉沉的，这里不适那里不舒服，也说不出是哪里痛的现象，去医院检查结果是什么病都没有，一切的检查指标都是正常的。其实这种现象在中医认为就是疾病的征兆。是五脏六腑不平，出现了病变，交杂一些湿热、风寒。只需要做一些推拿，刮痧，针灸就好了，严重一点的再配合一些中药。许多人到医院里检查，一切"正常"也就不管了，就认为自己没有病。有些医生自己都不清楚，更不用说对医学知识不懂的大众，整天还是烟、酒、茶、打牌晚上一两点钟都不睡觉，火锅、串串香的吃个没完。完全就不懂保健知识，也没有自我保护意识。等检查到有病了，大多数都是晚期，解决办法终身服药。有些药标注：胃肠不适、肝肾功能不全者慎用或者禁用。又要坚持服药最后病没治好还五脏皆伤。身边有多少人由于健康问题中途下车，温州商人王某身价35亿，38岁突然去世，郑州百亿富豪46岁猝死北京西站等……这些天之骄子活的时候是传奇，去世之后是话题，过一段时间就成了故事。

很多人在一两年以前全身体检都是正常的，可一两年后就是癌症、高血压、糖尿病、心脏病、肝硬化、尿毒症等，病情发展得那么快吗？为什么检查出来都是中晚期了呢？其实早在两千多年以前的《黄帝内经》就已经说得很清楚了，外感六淫、内伤七情、肥甘厚味、饮食所伤等。现在的情况比以前要复杂很多倍,已经不再局限于这些简单的致病因素了,又增加了环境和食品污染,还有催长素、添加剂、农药、毒素等很多因素,以及抗生素和激素的滥用等,这些都是引起疾病的原因。生命在于运动,人类是在劳动之中进化的,如今人一天到晚不运动一坐就是大半天,能不生病吗?

北宋理学大师张载说:"为天地立心、为生民立命、为往圣继绝学、为万世开太平。"为了生民强身健体,杜绝亚健康,太和脊道开门传授祖传技艺。

二 导引按摩

《汉书·艺文志·方技略》述《黄帝岐伯按摩经》十卷,为神仙家之一,曰:"神仙者,所以保性命之真,而游于其外者也。聊以荡意平心,同死生之域,而无怵惕于胸中。"

可见古之按摩是为保性命之真也。而不知从何代始,按摩之旨渐失。近朝以来唯汤药、针灸独盛,而导引按摩已隐。惜医之十三科,不能尽全,今时之人,求闻医道,多在汤药针灸之间,而按摩导引未之闻也。殊不知,医之次第分"天、人、地"三层衍生九品,取归元之义,为道之源。合老子所言三生万物之理,导引按摩祛疾而不伤正,实为天医之上乘也!

《方技略》云:"方技者,皆生生之具也。"《易》言:"天之大德曰生。"有生方能延续不息。观江河万古,川流不息,合之于人身,骨正筋柔,气血自流。人之经脉应于天地、江河。元代名医丹溪云:"气血冲和,百病不生。一有怫郁,百病生焉。"怫郁谓阻滞也。于人身而言,其阻滞多附于经脉脏腑之间,如江河湖泊中之顽石、淤沙也。河中存沙石为常,然河中之沙石堆积堵塞河道致水行异常是为害,人身亦然。人身之沙石多附于经脉之间,甚者积于脏腑之内。此为不才修习之亲身体会,多数医家对人身几不触及,应以手触之,方知人身经络筋肉间是附着有诸多沙石。

沙石积阻于经络,焉能不病? 何以动之? 然,内治之理在于气味,以汤药为代表;外治之理在于形神,以按蹻为代表。医之理在于恢复人体与自然的沟通。方药从四气五味入手,从酸苦甘辛咸,从对寒热温凉平的觉受中从而改变内环境;导引按摩从形体经筋入手,从酸麻热胀痛的感受中改变,以手法之轻重,显示出酸麻热胀痛等效果,而此效果为病家身心之觉受,由身之觉受而启动患者心之觉受,进而引动人体深层的自愈机制。

故从表象上看手法是清除了形体表面上的淤结,实为打通了形体与天地沟通的门户。人法地,通过改变人形之格局,恢复其本有的山形地貌,实为实现人体的水土合德。就如老子所说"人法地,地法天,天法道,道法自然"。

> 人生五味孰能无患,不通则痛百节拘挛。
> 积劳成疾身心受难,中华医学流长源远。
> 民族瑰宝博大精深,阴平阳秘绿色自然。
> 辨治未病太和养生,秉承祖训百姓康健。
> 法于阴阳和于数术,循经行络筋精转化。
> 神气互换添油接命,以养代治颐养天年。

三　三层九品

从医者,应厚德精术唯精唯一,起沉疴、登仁寿、攻方书、传后世。祛邪而不伤正气,仲景先师深得其道也。《金匮要略》曰:"四肢才觉重滞,即导引、吐纳、针灸、膏摩,勿令九窍闭塞"。其法合天人之道,细思先圣也是主张生病先用导引,膏摩自然之法疗疾而后用药,尽显对苍生之怜悯圣心。从治疗方法对人体的副作用方面笔者通过不同的视角,将医术分为天地人三层和九个品阶(图1)。

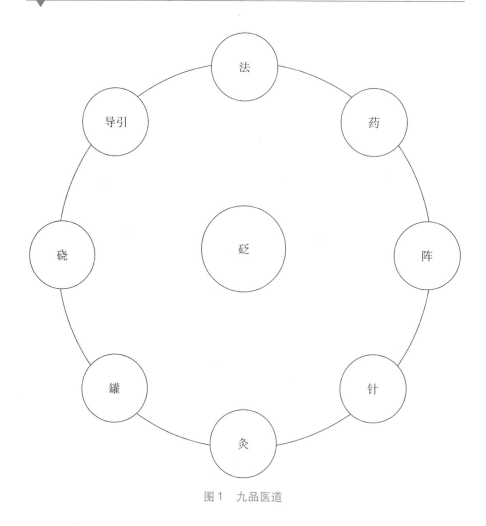

图1　九品医道

（一）天医三品

天医者为三层之首。

天医之上品，如《黄帝内经》《素问·上古天真论》言："上古之人，其知道者，法于阴阳，和于术数，食饮有节，起居有常，不妄作劳，故能形与神俱，而尽终其天年，度百岁乃去"。

法于阴阳：就是说，人的生命是由阴阳五行规律支配的，人的生活，必须遵循阴阳五行这个基本规律。白天就要动，晚上就要静，现在搞反了，晚上熬夜打麻将，打游戏，白天无精打采上班做事，变成了白天静，晚上动不出事才怪。

和于术数,简单一点和四季生长化收藏的时间节律,复杂点和六十甲子。术是指养生之法,古时有各种养生之法,如气功、静功、动功、食药功等;数是指天运节气、九宫八风、天干地支、子午流注等;和是指要适应和配合。

饮食有节,是指食物营养搭配合理,进食量要有节制,不能暴饮暴食,不能久饥而食,不能饱食后马上运动;饮食要有规律,要定时定量。

起居有常,是指生活起居,要有规律,要定时起床,定时卧睡。要按四季变化,调整起床时间和睡眠时间。春天要早起夜卧,夏天要早起晚卧,秋天要早起早卧,冬天要晚起早卧。

不妄作劳,一是指劳动和工作不要过量,要适当休息,劳逸结合;二是指娱乐活动不能太久太狂。三是指性生活频度不能太高,不能多手淫等,否则会伤身体阴阳根本(图2)。

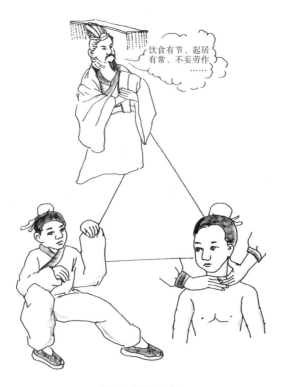

图2　天医三品

　　故能形与神俱,是指遵守了以上规矩,你才能不生病,不消耗身体精华,因而身体强壮健康,精神旺盛,充满活力。只有这样,你才会身体健康,生命力旺盛,寿命长久。天医上品就是教人们怎样吃饭,怎么睡觉,怎么劳作,怎么锻炼,进而长寿而不病的智慧。

　　天医之中品,为导引之术。昔日华佗先师创五禽戏,著《青囊书》。通过"熊经鸟申"使身体各部位关节得到运动,无有阻滞,血气和畅,身体强壮,故不能有病。

　　如华佗先师所创五禽戏(图3~图7)。

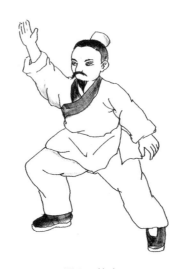

图3　鹤戏

　　天医之下品,为按蹻之术。以人为载体,对身体有阻滞的地方,运用点、按、摩、拍、滚、揉、切、顿等手法,将病气驱除的自然疗法。

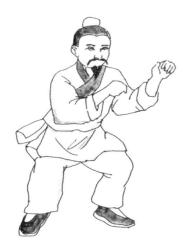

图4　熊戏

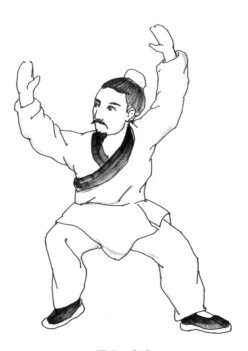

图5　鹿戏

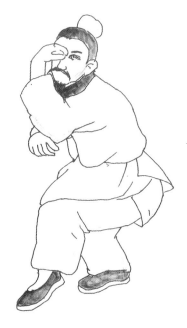

图6　猿戏

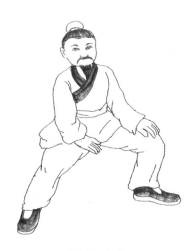

图7　虎戏

注意:天医三品都是纯自然疗法。没有介质无用汤剂,仅以人治人而已,所以称天医。

（二）人医三品

人医者为三层之次。人为天地二气交感而生，得天地之至纯精气。人医也分三个品级：

人医上品行砭石疗法。以大地之精砭石为介质，人为载体，运用特殊技法，而医百病。

人医中品，为火罐疗法。用罐儿作为介质，借天地无形之火，开鬼门、祛湿寒、散风邪、医百病（图8）。

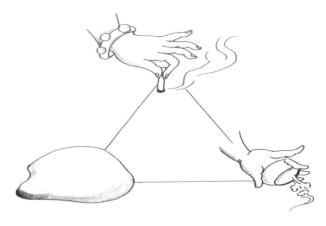

图8　人医三品

人医下品之灸，灸字一出自带火力，又以天地之间至阳之物艾草为介质，在用天地之间五行真火为引，至阳化气，无孔不入，无坚不摧，邪入膏肓也能驱散。因有明火之外相，故而为下也。人医三品皆无破皮入肉之害，缺点是施治之人太过劳累，故称人医。

（三）地医三品

地医者为三层之末。地医也分三品：地医上品为千古传奇针法，可直达病所，疏气祛瘀。施治无劳苦之嫌，又可立刻显效，为临床急救最好的方法。故修习者众多。"针但能泻实，如虚损，危病，久病俱不宜用。"（《炮烙入门》）针法好用，可是禁忌太多故入地医。

地医中品，为排兵布阵，逢病邪则多方出击，以量取胜，各法相合互彰，共御强敌，能胜也算（图9）。

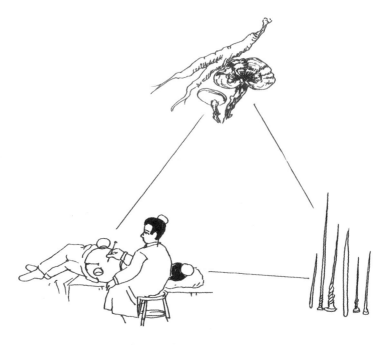

图9 地医三品

　　地医下品,百草从心,理法方药,因其有人体互伤之害固为下品。

　　天地人三层九品,由外至内,由表及里,凡有病应尊仙师所嘱,先用自然疗法。

　　综上所述,这三层九品之疗法,无一不是疗人生死之神技。不过这些都不是最重要的。人的病痛被这些法治好其实都是假象。真相是,治愈疾病的千万种方法都是客体,而人才是主体。他们都是调动了人体的自愈功能使机体自我修复的,而不是方法和药物的作用。所以,启动人体自愈系统,让五脏六腑平衡才是生身之本。假设都通过锻炼达到脏腑坚实不得病,还要这千万法做什么?修习太和脊道就可以启动和增强人体脏腑功能。做到"五脏平衡,百病不生。身体幸福,家庭和谐。情体愉悦,智体通达"。

四　源头活水

这是中医药文化的源头活水。

太和脊道的核心精髓是炼精化气,练气化神,练神还虚,练虚合道,合天、地、人之大道,合阴阳,合自然四季,合天干,合子午流注。功法男女皆可修炼。通过"调心、行气、运气、排气、吐纳、导引、点穴、吊腰、伸筋、拔骨、实腹、腾膜、行功、收功"等运功程序,从而促进经络运转及排毒通道通畅,促进身体功能恢复,养精培元,达到祛病活络、强身健体、养生益寿的良好功效。太和脊道源于《易经》,基于中医,效于气场,辨证施治,效法天地,以中医学天人合一的整体观为核心,中医经典《黄帝内经》的藏象论为基础,气功场效为机理,功法导引为方式,食饮调理为辅助的纯自然功法。

"太和脊道"由邓氏高祖邓坤伦于明宣德年间所创,迄今已传承近600年15代。邓坤伦(公元1400—1499年)是医武双修的一代奇才,年轻时游历南北,广纳医武绝学,于明宣德元年(公元1426年)暂居道教圣地武当山真庆宫期间,触医、武、易、道精义于一体,独创一门健身养生方法。恰于此时,巧遇大明宣德皇帝,相谈甚欢。宣德皇帝遂赐邓坤伦居于武当山太和宫,精研此养生法,并精制延年益寿丹药。由此,此养生法正式定名"太和脊道"(包含太和正脊、太和经筋疗法、九宫推拿、太和养生功)由邓坤伦祖师所创之门派即为"太和门"。

南阳市社旗县位于豫西南南阳盆地东北部,县城所在地赊店镇是中国历史文化名镇,源于夏,兴于汉,盛于明清。明清之际以潘、赵河汇唐河水运之便 成为驰名全国的水陆码头、九州通衢、商业重镇、万里茶道中枢。在赊店镇东南12公里唐河古航道之畔有一座古老的集镇,现为社旗县兴隆镇老街村,村内居住着一个邓氏中医世家,从明代至今世代行医为生,并世代单传着一门养生疗疾之法太和脊道。邓家以祖传医学和独传养生功法造福乡里,救人无数,誉名远播。

族谱记载：

第一代祖师邓坤伦(1400—1499年)

第二代传人邓兆真(1470—1572年)

第三代传人邓庆麟(1499—1597年)

第四代传人邓先祥(1540—1638年)

第五代传人邓志君(1608—1709年)

第六代传人邓发吾(1646—1745年)

第七代传人邓越疾(1662—1759年)

第八代传人邓亦炳(1700—1801年)

第九代传人邓印魁(1740—1839年)

第十代传人邓钟山(1798—1885年)

第十一代传人邓昌盛(1839—1931年)

第十二代传人邓云兴(1862—1961年)

第十三代传人邓保贤(1916—2010年)

第十四代传人邓国立(1944—至今)

第十五代传人邓祥(1977—至今)

邓氏太和脊道全系功法在邓氏家族内师承单传,已源源不断传承近600年,世袭单传异常严谨——每代的唯一传人不但学文习武要满十年以上而且还要达到品德高尚、理性待人、仗义助人、文采突出、武备完善、精通伤科、善辨本草等等。故而"武当太和门"自祖师邓坤伦起——在此后挑选逐代传人之时均百分之百地做到了慎之又慎。这就是门内所提及的"宁可失传、绝不乱传"之戒规,"武当太和门"世袭单传者为第一代祖师邓坤伦(公元1400—1499年)。

邓氏太和脊道是我国民族传统体育健身文化中的一朵奇葩,是先人遗留给世人的一份珍贵的文化遗产。至今在社旗、唐河、泌阳、南阳、郑州、湖北等地均有较大影响,对提高当地群众的健康水平发挥了良好作用,具有重要的传承推广价值。

太和脊道自大明宣德元年创建至今已传承十五代,邓祥先生是"太和脊道"的第十五代传人。邓祥先生,字海洋,号无极子,9

岁时遭遇车祸,几至截肢丧生,幸得家传医学救治,并习练太和脊道得以痊愈。自此而开始修习医术和太和养生功,尽得祖上真传。祖父去世,邓祥开始外出游历,曾为部队首长做过保健服务工作,后落地郑州,从事中医养生工作,传授太和养生功法,受众甚多,功效良好,誉评如潮,影响甚大。今将祖传绝学奉献于大众,为大众健身做贡献。

千金不传无义子,
万财不渡忘恩人。
医逢信者但可救,
道遇无明枉费心。

邓氏藏书

第二章
▶太和脊道理论

太和脊道源于易经,基于中医,效于气场,辨证施治,效法天地。太和脊道是以中医学"天人合一"的整体观为核心,中医《黄帝内经》的藏象论为基础,气功场效为机理,功法导引为方式,食饮调理为辅助的纯自然疗法。

(一)源于易经

易经是中华民族文化的源头活水。天体大宇宙和人体小宇宙都是由阴阳、天地、雷风、水火、山泽这最基本的物质组合而形成不同的物质,不同的信息,不同的能量是和谐统一的宇宙全息理论。注重"天人合一"的整体观,也是太和脊道自然疗法的核心思想。

(二)基于中医,效于气场

易医同理,医武同源,中医是几千年来中华民族同各种疾病做斗争中总结出来的系统理论,是人类文明的高峰。太和脊道植根于中医学的基石《黄帝内经》之中,将阴阳五行学说、藏象学说、气功导引、食饮养生有机的融合为一体。紧紧抓住"正气存内,邪不可干,阴平阳秘,精神乃治"为治疗要诀。遵循以数为用的行为法要,"法于阴阳,和于术数"九宫为体,五行为用,比类取象,以象为数,平衡阴阳,五行生克,循经行络,辨证施治。充分调动人体内在的"自我组织、自我防御、自我修复、自我调节"的神奇功能,达到养生健身的目的。

(三)辨证施治

太和脊道有严谨的论证系统。反对"千人一法,千人一数",强调因人而异。"一把钥匙开一把锁",杜绝不考究个体情况不同,依法定"乾坤"的无知之举。从而达到风险规避,事半功倍,身体轻松康健的效果。

(四)效法天地

老子曰:"一曰慈,二曰俭,三曰不敢为天下先。"这是修行之法宝。太和脊道中的养生功法是天人合一之功,非个人能力所能及,功归天地,以自然为道。太和脊道核心宗旨是"效法天地,自强不息,厚德载物,以德为本,正见传承,大爱天下"。

一　一元气论

寰宇茫茫,生物吐纳,有一种有形无形而存在的东西,中国古代哲学称之为气。在中国传统哲学中,宇宙又称天地、天下、太虚、寰宇、乾坤、宇宙等等。气通常是指一种极细微的物质,是构成世界万物的本源。东汉·王充曰:"天地合气,万物自生"(《论衡·自然》)。北宋·张载认为:"太虚不能无气,气不能不聚而为万物"(《正蒙·太和》)。气是一种肉眼难以相及的至精至微的物质。气和物是统一的。《素问·气交变大论》认为万物不能不散而为太虚。故曰:"善言气者,必彰于物。"气是世界的本源,是构成宇宙的元初物质,是构成天地万物的最基本元素。元气是宇宙的始基,是世界万物的本源和归宿。气本为一,分为阴阳,气是阴阳二气的矛盾统一体。"清阳为天,浊阴为地,地气上为云,天气下为雨,雨出地气,云出天气"(《素问·阴阳应象大论》)(图10)。

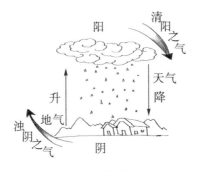

图 10　阴阳气变

"天气"是自然界的清阳之气,"地气"是自然界的浊阴之气。阴气浊重,降而凝聚成为有形的物体,构成了五彩缤纷的大地;阳气清轻,升而化散为无形的太虚,形成了苍莽的天宇。天地阴阳之气上升下降,彼此交感而形成天地间的万象万物。"本乎天者,天之气也。本乎地者,地之气也。天地合气,六节分而万物化生矣"(《素问·至真要大论》)。总之,气是物质属性的实体,是构成自然万物的最基本元素。

人类是整个世界的特殊组成部分,是自然的产物。人与自然有着密切的关系。在中国哲学史上,周、秦以前称"天"或"天地"为自然,从《淮南子》始方有宇宙的观念,"四方上下曰宇,往来古今曰宙,以喻天地"(《淮南子·集释》)。宇宙便是物质世界,便是自然界,宇宙观即世界观。天人关系问题是中国古代哲学特别是《内经》时代哲学领域激烈争论的重大问题之一。中医学从天地大宇宙、人身小宇宙的天人统一性出发,用气的范畴论述了天地自然和生命的运动变化规律。

中医认为,气是宇宙的本源,是构成天地万物的要素,从这一基本观点出发,认为气也是生命的本源,是构成生命的基本物质。故曰:"人生于地,悬命于天,天地合气,命之曰人"(《素问·宝命全形论》)。"气者,人之根本也"(《难经·八难》)。"人类伊始,气化之也。两间(指天地间——作者注)既有人类,先由气化,继而形化,父精母血,子孳孙生"(《景景室医稿杂存》)。人体是一个不断发生着升降出入的气化作用的机体。人的生长壮老已,健康与疾病,皆本于气。清·王三尊曰:"人之生死,全赖乎气。气聚则生,气壮则康,气衰则弱,气散则死"(《医权初编》)。

天地之气动而不息,运动是气的根本属性,气是具有动态功能的客观实体,气始终处于运动变化之中,或动静、聚散或絪缊;清浊或升降、屈伸,以运动变化作为自己存在的条件或形式。天地运动一气,毂万物而生。《内经》称气的运动为"变""化","物生谓之化,物极谓之变"(《素问·天元纪大论》)。"物之生,从乎化;物之极,由乎变。变化之相薄,成败之所由也"(《素问·六微旨大论》)。自然界一切事物的变化,不论是动植物的生育繁衍,还是无生命物体的生化聚散,天地万物的生成、发展和变更,无不根源于气的运动。"气有胜复,胜复之作,有德有化,有用有变"(《素问·六微旨大论》)。气有胜复作用,即气本身具有克制与反克制的能力。气这种胜与复、克制与反克制的作用,是气自身运动的根源。气分阴阳,阴阳相错,而变由生。阴阳相错,又称阴阳交错、阴阳交感,即阴阳的相互作用。阴阳相错是气运动变化的根本原因。换言之,阴阳的对立统一是气运动变化的根源和宇宙总规律,故曰:"阴阳者,天地之道也,万物之纲纪,变化之父母,生杀之本始"(《素问·阴阳应象大论》)。气的阴阳对立统一运动,表现为天地、上下、升降、出入、动静、聚散、清浊的相互交感,这是气运动的具体表现形式。《黄帝内经》以"升降出入"四字概之,故曰:"气之升降,天地之更用也。……升已而降,降者谓天,降已而升,升者谓地,天气下降,气流于地;地气上升,气腾于天。故高下相召,升降相因,而变作矣。出入废则神机化灭;升降息则气立孤危。故非出入,则无以生长壮老已;非升降,则无以生长化收藏"(《素问·六微旨大论》)。

　　总之,气是阴阳矛盾统一体。阴阳为固有的两种对立要素,而不是两个不同的组成部分,即"阴阳有定性而无定质"(《张子正蒙注·卷一》)。阴阳矛盾对立形成了气永恒的有规律的运动变化。动静统一是气的运动性质。气化运动是动与静的统一,聚散统一则是气的存在形式。散而归于太虚,是气的无形本体;聚而为庶物之生,是气的有形作用。聚暂而散久,聚散在质和量上均统一于气,聚散统一揭示了宇宙万物气的统一性。阴阳统一揭示了气的内在性质,动静统一描述了气的存在状况,而聚散统一则规定着气的存在形式。

　　气贯通于天地万物之中,具有可入性、渗透性和感应性。未聚之气稀微而无形体,可以和一切有形无形之气相互作用和相互转化,能够衍生和接纳有形之物,成为天地万物之间的中介,把天地万物联系成为一个有机整体。

　　中医用一元气论的思维来认识疾病变化。把人体导致疾病的原因通称为"邪气"。人生疾病则是人体之气的失常,故《素问·

举痛论》说:"百病生于气也。气生百病,变化万千。"疾病的发生、发展、变化与气的生成和运动失常有关。气的生成不足,发为气虚;气的升降出入运动失常,称"气机失调",包括气滞(气机郁滞)、气逆(气机上逆)、气陷(气机下陷)、气闭(气外出受阻而闭厥)、气脱(气不内守而外脱)等。此外,脏腑之气、经络之气的失常也是发生疾病的根本所在。

中医的养生防病重视精、气、神,谓之人身"三宝"。《脾胃论·省言箴》说:"气乃神之祖,精乃气之子,气者精神之根蒂也。"积气以成精,积精以全神。故调气在养生防病中具有重要意义。调气作为中医养生学的重要原则之一,包括顺应四时、调摄情志、起居有时、饮食有常、不妄作劳等生活准则。《黄帝内经》曰:"恬淡虚无,真气从之。精神内守,病安从来。"是教我们通调气机强身的具体修习方法,调其气和,方能促进健康,延年益寿。

中国古代哲学的物质观,从五行的多元论到阴阳二气的二元论,最终统一于气的一元论。诚如《河洛原理》所说:"太极一气产阴阳,阴阳化合生五行,五行既萌,遂含万物"。

人之生死由乎气,气是维持生命活动的物质基础。处于不断自我更新和自我修复的新陈代谢过程中。气的这种运动变化及其伴随发生的能量转化过程称之为"气化"。"味归形,形归气,气归精,精归化,精食气,形食味,化生精,气生形……精化为气"(《素问·阴阳应象大论》)。就是对气化过程的概括。气化为形、形化为气的形气转化过程,包括了气、精、血、津、液等物质的生成、转化、利用和排泄过程。"天食人以五气,地食人以五味"(《素问·六节脏象论》)。是说人体必须不断地从周围环境摄取生命活动所必需的物质。否则,生命就无法维持。故曰:"平人不食饮七日而死者,水谷津液俱尽,即死矣"(《难经·四十三难》)。人体的脏腑经络,周身组织,都在不同的角度、范围和深度上参与了这类气化运动,并从中获取了所需要的营养物质和能量,而排出无用或有害的代谢产物。人体的气化运动是永恒的,存在于生命过程的始终,没有气化就没有生命。由此可见,五脏六腑的气化运动是生命的基本特征,其本质就是机体内部阴阳消长转化的矛盾运动。

　　五脏六腑皆赖气以为用。气贵于和,又喜宣通。故曰:"气血以流,腠理以密"(《素问·生气通天论》)。"气之不得无行也,如水之流,如日月之行不休"(《灵枢·脉度》)。"气血冲和,万病不生,一有怫郁,诸病生焉"(《金匮钩玄·卷一·六郁》)。凡疾病之表里虚实,顺逆缓急无不因气所致,所谓"百病生于气也"(《素问·举痛论》)。故"凡病之为虚为实,为寒为热,至其病变,莫可名状,欲求其本,则止一气足以尽之。盖气有不调之处,即病本所在之处也"(《景岳全书·诸气》)。因此,一切疾病的发生发展都与气的生成和运行失常有关。因此,益气养血使气血调达才能身体健康,太和脊道注重用手法"解结""消灶""解锁"用以正脊理气通督,使人体气血通畅,同时注重内修实证,"养气"之法使人心神合一,心体合一(图11)。

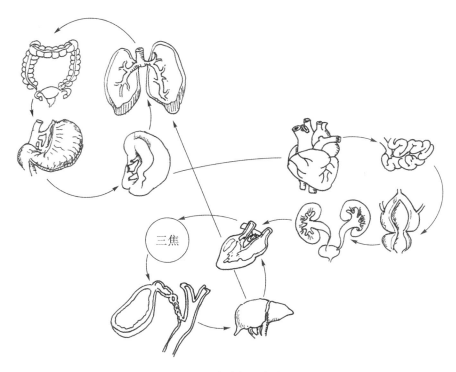

图 11　脏腑气机传转

太极脊道是一套强体健身的方法，以各种形式表现出来，是以"骨正、筋柔、腹实"为主要修炼方向，使我们身体做到正、柔、实，进而达到养人身精、气、神三宝的目的。太和脊道是一种可以让我们的身体不断进化的功法，把太和脊道的各种要领落实到人体上，就会明白太和脊道的奥妙，明白太和养生的养精化气，养气化神，固根培本，养人身三宝，充人精神，发人智慧，能为人所不能，能及人皆莫及。太和脊道，则是掌握人身三宝，精气神自然变化的规律，使气周流在人体循环无端的运动中，修之练之，达到养生长身的修炼方法，俗话说："练拳不懂养，百练功不长。"既要明理会练，又要得法懂养。不会练即不会养，不懂养即会伤，会练会养才能功成。

"有诸内者形诸外"（《丹溪心法》）。审察五脏之病形，可知真气之虚实。因此，正气的盛衰可以从面色、形态、声音、神志、脉象等方面表现出来。其中以神志和脉象尤为重要。神气的存亡是生命活动的标志，神以精气为物质基础，是脏腑气血盛衰的外显征象。故曰："神者，正气也"（《四诊抉微》）。"神气者，元气也。元气完固，则精神昌盛无待言也。若元气微虚，则神气微去；元气大虚，则神气全去，神去则机息矣"（《景岳全书·传忠录·虚实篇》）。故望气色又可知内脏之盛衰、气血之虚实、邪气之浅深。

中医认为，疾病的发生取决于邪气和正气双方的矛盾斗争，正气在发病上居主导地位。故《黄帝内经》曰："正气存内，邪不可干"。"邪之所凑，其气必虚。"因此，治疗的基则不外乎扶正和祛邪。祛邪为了扶正，扶正即为祛邪。"气者，人之根本也"（《难经》）。治疗的目的旨在疏其血气，令其和平。气得其和为正气，失其和为邪气。治气贵在于"调"，这里的"调"，是调和之意，不仅仅是用理气药来调畅气机，而是指通过各种治疗方法来调整脏腑的阴阳，使机体重新建立阴阳气血升降出入的动态平衡，即《素问·至真要大论》所言："谨察阴阳之所在而调之，以平为期，正者正治，反者反治。"

应用一元气论，从形气关系来判断疾病的轻重顺逆和预后，是中医诊断学中的重要内容。形以寓气，气以充形，"凡治病，察其形气色泽，脉之盛衰，病之新故，乃治之无后其时。形气相得，谓之可治;色泽以浮,谓之易己;脉从四时,谓之可治;脉弱以滑,是有胃气,命曰易治,取之以时。形气相失,谓之难治;色夭不泽,谓之难已;脉实以坚,谓之益甚;脉逆四时,为不可治。必察四难,而明告之"(《素问·玉机真藏论》)。"形盛脉细,少气不足以息者,危。形瘦脉大,胸中多气者,死。形气相得者,生。参伍不调者,病。三部九候皆相失者,死。上下左右之脉相应如参春者,病甚。上下左右相失不可数者,死。中部之候虽独调,与众藏相失者,死。中部之候相减者,死。目内陷者,死。……是故寒热病者,以平旦死。热中及热病者,以日中死。病风者,以日夕死。病水者,以夜半死。其脉乍疏乍数,乍迟乍疾者,日乘四季死。形肉已脱,九候虽调,犹死。七诊虽见,九候皆从者,不死"(《素问·三部九候论》)。所以,元气是疾病顺逆的根本。

古中医根据"形神合一"的观点,强调望神色以决死生。"血气者,人之神"(《素问·八正神明论》);"色以应日,脉以应月,常求其要,则其要也。夫色之变化以应四时之脉,此上帝之所贵,以合于神明也。""治之要极,无失色脉"(《素问·移精变气论》)。"见其色而不得其脉,反得其相胜之脉,则死矣;得其相生之脉,则病已矣"(《灵枢·邪气脏腑病形》),即得神者昌,失神者亡。

中医理论首先是整体观认知思维,即认识和把握世界万物与人体健康或疾病状态的基本观点是天人一体、时空一体,通过"言气彰物",以气之天道统一认识人体之道。在此基础上辨治的特色方法,本质上在于"疏其血气,令其调达,而致和平",用导引按摩等手段调经理气恢复人体阴平阳秘的和谐状态。

天人合一就是天地一气周流的学问,太和脊道行气口诀就是:人在气中,气在人中,一气周流,万物化生。

岐黄之道,身心合一是人体健康的重要特点,也是强身健体乃至修炼的终极目标。

其中分别用"形"和"神"来概括人的身体和精神,并把"气"作为"形"和"神"之间的纽带,从而使三者形成一个有机的整体。

刘完素曰:"人受天地之气,以化生性命也。形者生之舍也,气者生之充也,神者生之制也"(《素问病机气宜保命集·原道》)。

大致意思是说,生命起始于气之聚合,终止于气之离散,一旦气绝,生机便息。形比如是人生命的房子,神就是人生命的主宰,气则是沟通形和神中间的桥梁。

太和脊道调身、调息、调心(神)三调来分别对应人的"形""气""神",从而使"三调"成为修炼功法的关键要素。

调身,顾名思义,就是调整身形,它是练功中的一个特定的术语,是指对身形或动作进行自觉主动地调整和锻炼,使之符合练功的要求。

而且要特别注意的一点是,这里所说的身形,并不仅仅指人的躯干四肢,筋、膜、骨、血、肉、精等都属于形的范畴。

调身是调息和调心的前提,是练功的基础。传统内功中所说的导引练形、庄严身象等,都属于调身的范畴。

练功对调身的基本要求是形正体松,就是要求练习者在做各种姿势和动作时,都必须做到身体中正安适,松紧适度;动作柔和缓慢、圆滑连贯;练功过程中的刚柔相济、动静结合。只有这样才能保证练功的效果,实现强身健体的目的。调身只是锻炼身体的基础和手段,只有形正体松,才能达到气定神敛。

中医认为"一呼一吸为一息"。所以,调息就是要自觉主动地调整和控制呼吸,通过改变它的频率、深度等来使之符合练功要求和目的。

调息是内功"三调"中的重要环节和方法。传统内功中所讲到的吐纳、练气、调气、服气、食气等,都属于调息的范畴。

调息的方法有很多,但在太和脊道练功过程中用到的主要有三种。

其一是自然呼吸。它是练习者不熟悉功法套路时采用的呼吸方法。

其二是腹式呼吸。大部分功法在练习过程中都采取这种方式,它可以帮助练习者把呼吸调整得又细又长,帮助练习者尽快进入练功的状态。

其三是会阴呼吸。它是把会阴动作和呼吸配合起来的一种练习方法,和胎吸、丹道修炼息息相关。

调息的基本要求是要呼吸变得均匀细密,柔和深长。

不过,有一点要注意,不能刻意追求,生搬硬套,只需逐步练习顺其自然即可。

调息是沟通调身和调心的桥梁,调心才是要达到的终极目标。

所谓调心,就是练习者在练功过程中自觉主动地对自我的心理活动做出的调节和控制,并使之符合练功的要求。

调心是内功"三调"中最重要的环节,在练功过程中,调身和调心都是以意识马首是瞻。

传统内功中提到的意守、存思、观想、调神、练意等,都属于调心的范畴。调心的方法很多,不过主要可以归为两大类,一类是"以一念代万念"的意守类,另一类是"以念制(治)念"的存想类。

前者是指把注意力全部集中到某一处而相守不离,以此来排除私心杂念,逐渐达到练功的要求和目的。后者是指在调身、调息及基本安静状态下,把注意力全部集中到一个预设好的目标之上,通过这种有序化意念思维的"正念",来不断排除杂念,从而达到练功要求和目的。

调心的基本要求是精神放松,意识平静。无论何种形式、何种方法的调心都是为意(神)、气、形的和谐统一服务。

精神放松,意识平静就会使练习者很快进入通经自然的练功状态中,从而达到强身健体、养生康复、丹道修炼的作用。

总之,太和脊道修炼的基本要素就是调身、调息、调意三者密不可分,只有三者紧密结合,才能实现"天人合一",强身健体的效果。而且太和养生功的第一节就是调心的三个层次:一正定守一,二心斋坐忘,三见独这几个层次。

二　天地阴阳五行

阴阳五行,有人就认为是迷信,现代的中医人大都会马上想到阴阳平衡、互根互用、对立统一、相互转化等哲学概念。

首先阴阳五行绝对不是哲学概念。阴阳五行具有各自明确的天文背景与天文机制,阴阳是古地心学的核心概念,五行是古行星学的核心概念。

阴阳是总纲,是区分万物的两大单位!仿若姓氏……(图12)

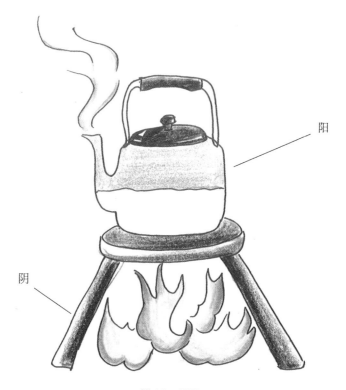

阳

阴

图12　阴阳

五行是法则。万物间协作缔造达成的战略协议。仿若各种族间休养生息共尊的法典……

八卦九宫、天干地支等衍生出的象数是这一时空的准则,是自然万物之间维持平衡落地执行的具体细则!仿若民间习俗规矩……

所以中医的根在五行,五行的根在阴阳,即五行就是中医的阴阳(图13)。

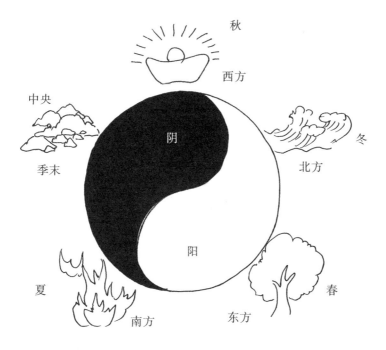

图13　五行

《内经》中有明确说明："阴阳系日月,五星是五行之精。"在现在喧嚣的社会中,只要清净一下心灵,观察一下天地人,就会发现天地间最大的阴阳,就是春夏秋冬四时,最小的阴阳就是昼夜。这就是典型的日地学关系。深入研究会发现,阴阳的奥秘无非是阴阳的二分法,少数人知道阴阳的三分法,即古中医的三阴三阳,其他的就不知道了。其实关于阴阳最大的一分法,就是太乙,这个太乙就是太阳,在古代天文理论中,盖天说中的七衡六间图是关于阴阳的图,《周髀算经》详细计算了四分历法,用的就是这个七衡六间图,阴阳的内涵极其丰富(图14)。

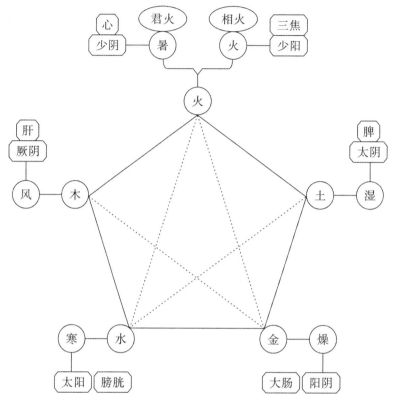

图 14　阴阳五行三分

　　五行是五星运行的五体力学,五星作为太阳系的行星,对于地球来说,就是坐着花瓣样螺旋曲线运动,有逆有顺有停。《素问·气交变大论》中明确论述了五星的运行规律,其中一句"运星北越",难倒无数中医人,究竟是怎么回事呢?如果将五行看成五星的轨迹,就一切真相大白了。这些行星与日地月的力学效应就是中医的气场,阴阳是一个独立的理论体系,五行是一个独立的理论体系,二者即可独立使用,也可联合使用。这些秘法在民间有流传。

　　《悟真篇》云:"道自虚无生一气,便从一气产阴阳,阴阳自是成三体,三体重生万物昌。"此即一生二,二生三,三生万物之谓。修行太和脊道之初,必先正定守一,扫除杂妄,至虚至静,似睡非睡,似醒非醒,此鸿蒙末判之气象。忽一觉而入,抱元守一,或云真意,正念,或云正等正觉。此时只一心无二念,五脏六腑先天气血周流不息,后天意归一,进而达到返先天修习状态。

　　老子曰:"道生一"。道何有哉?虚而已矣。然至虚之中一气萌动,天地生。故老子曰:"有物混成先天地生"。无极之先,混混沌沌,只是一虚,及动化为阳,静化为阴,即易有太极是生两仪,是所谓道生一,一生二。其在人身,即微茫之中一觉而动,乾坤捭阖,气机往来,静而凝聚者为阴、为精,动而流行者为阳、为气,若无真意主之,则阴阳散乱,无由生人而成道。可见阴阳二气之间,甚赖元神、真意主持其际,所谓二生三也。由是一阴一阳,一动一静,气化流行主宰,故而万物生生不穷,谓三生万物也。任脉为阴督脉为阳,练功的目的就是要打通阴阳使任督二脉周流之气循环无端,进而达到气血自流百病不生的效果(图15)。

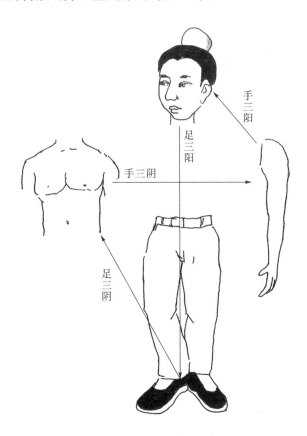

图15　阴阳三分转归

其实中医的地心说,即盖天说对于地球人来说是最准确的宇宙模型。宇宙无穷尽,太阳系、银河系、河外星系又有谁能证明那就是宇宙的中心。人们研究的是地球人,不是火星人,也不是金星人,更不是太阳人,所以我们研究地球人的坐标,就以地球为中心,这样的理论体系对于地球人来说最实际,那种以太阳为中心的宇宙理论对于研究太阳系行星可能有用,但是对于研究地球人的时空规律却无意义。在这一点上,我们的古人比现代人要聪明得多。谁又能证明地球不是纵观尺度上宇宙的中心。

三 子午流注学说

子午流注学说是根据"天人相应"(人与自然相应)的理论,在"五运六气"学说基础上发展起来的一种根据人体经脉气血流注盛衰开合的时间节律,配合阴阳、五行、天干、地支等进行按时论治的医疗方法,一般多用于导引、按摩、取穴、取时。因其符合"生物钟"节律特征,所以对气功选择练功时间等,具有重要的指导意义(图16)。

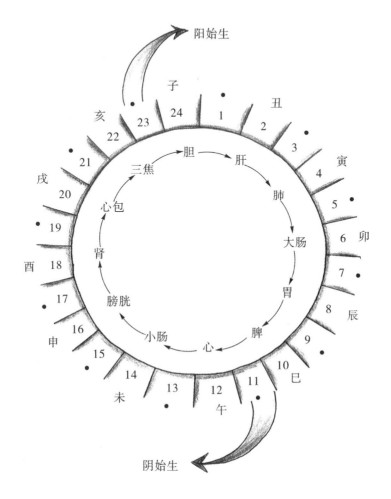

图 16　十二经子午流注

(一)子午流注的基本概念

自然界,是一个适应周围环境的完整有机体,外界气候对人体气血的流注有着不同程度的影响。因此,对疾病的防治,就必须观察日月星辰、四时八节的时序。所以《素问·通评虚实论》说:"先知日之寒温,月之虚盛,以候气之浮沉,而调之于身,观其立验也。"古人发现,人体内的气血周流,像潮水一样有着涨退节奏,从子到午,从午到子,随着时间先后的不同,表现出周期性的盛衰开合,开时气血就盛,合时气血就衰。这个发现说明,在人体内部,存在着近似昼夜节奏的"生物钟"规律。在此基础上建立了子午流注学说。子午,指时间而言,子为夜半(23:00～01:00),午为日中(11:00～13:00),子午是一天中阴阳的起点与分界线,含有阳极生阴,阴极生阳的意义。流注,流指流动;注指注输。它是讲人体气血的循环运行,随着时间先后不同,阴阳各经脉有着不同的盛衰变化。

子午流注认为十二经脉气血流注的时间规律如下:

1.子时(夜间11:00～1:00)气脉流行胆经(图17)。

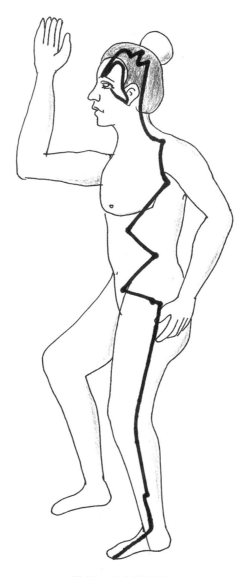

图17　足少阳胆经

2. 丑时(夜间 1:00~3:00)气脉流行肝经(图 18)。

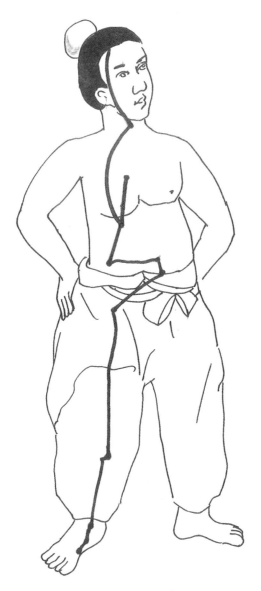

图 18　足厥阴肝经

3. 寅时(晨前3:00~5:00)气脉流行肺经(图19)。

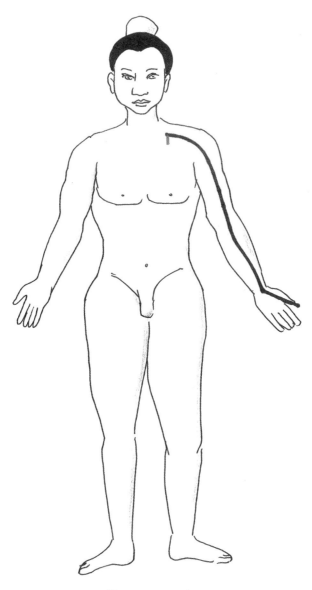

图19　手太阴肺经

4. 卯时（早上5:00~7:00）气脉流行大肠经（图20）。

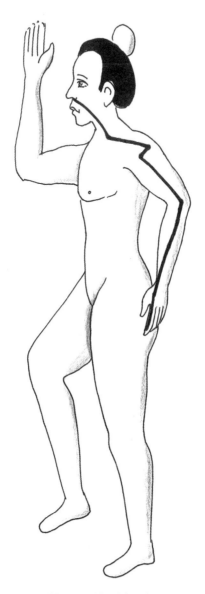

图20　手阳明大肠经

5. 辰时（上午 7:00 ~ 9:00）气脉流行胃经（图 21）。

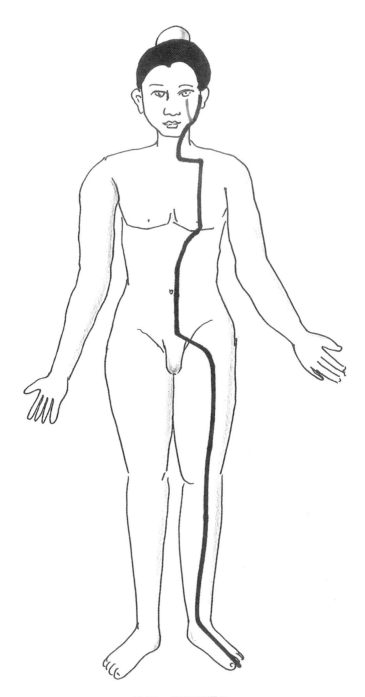

图 21 足阳明胃经

6.巳时(上午9:00~11:00)气脉流行脾经(图22)。

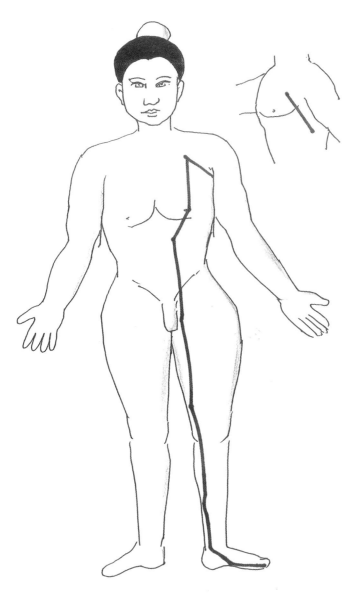

图22 足太阴脾经

7. 午时(中午 11：00 ～下午 1：00)气脉流行心经(图 23)。

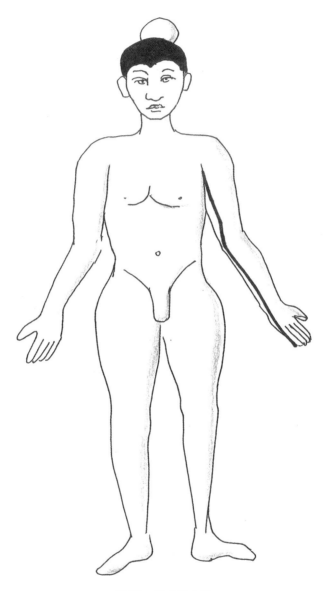

图 23　手少阴心经

8. 未进(下午 1 :00 ~ 3 :00)气脉流行小肠经(图 24)。

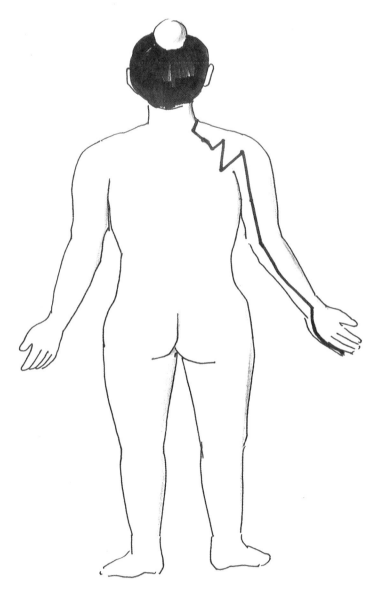

图 24 手太阳小肠经

9. 申时(下午 3:00 ~ 5:00)气脉流行膀胱经(图 25)。

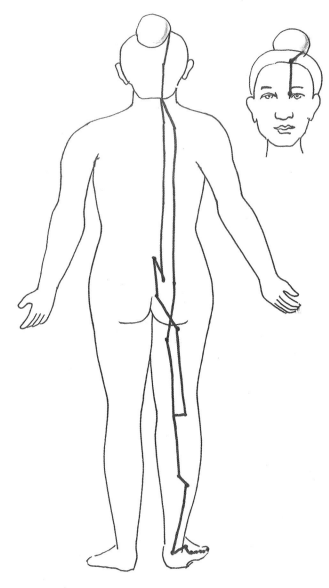

图 25　足太阳膀胱经

10.酉时(下午5:00~7:00)气脉流行肾经(图26)。

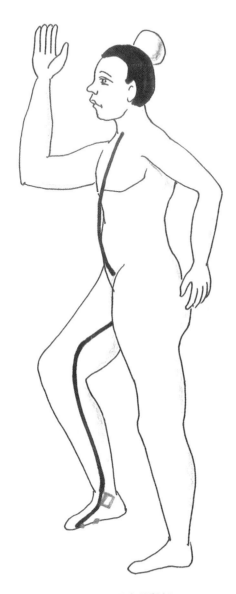

图26 足太阴肾经

11. 戌时（夜间7:00～9:00）气脉流行心包经（图27）。

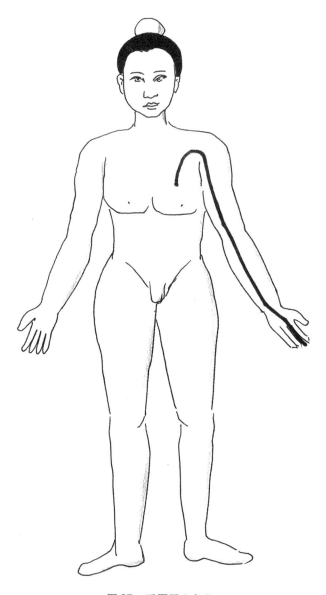

图27　手厥阴心包经

12. 亥时（夜间 9:00~11:00）气脉流行三焦经（图 28）。

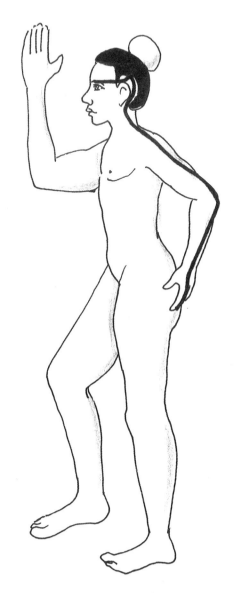

图 28　手少阳三焦经

（二）子午流注在太和脊道中的应用

太和脊道中太和养生功在什么时间练最好？这是很讲究的问题。太和养生功法明确规定出练功时间，显然该时间是收效最佳的练功时辰。在功法练习中确定练功时间的因素是多方面的，除无数练功家的经验积累外,多数是以儒、释、道、医等理论作为选时依据的。其中,子午流注学说占有很重要的位置。太和脊道根据子午气血流注于经络的时间规律练功。因为根据每天的时间变化可以测知某一经络气血盛衰情况,据此有针对性地选择练功时间练功,可以收到更好的练功效果。人体每日气血流注的时间是从寅时开始的,此时肺经气血最旺,而卯时是大肠经气血旺时,肺与大肠相表里,经脉之气互通,因此肺经有病可在晨间 3～7 时练功,但以 3～5 时(寅时)更好,可收事半功倍的疗效。太和脊道主张在子、午、卯、酉四时练功能够外采精华,内练精气。子时一阳生,正是命门先天之气生发之时,抓住个有利时机练功,便能发挥"肇基化元"的功效。卯时日出,人身阳气长势已在,此时练功,能助阳气成长。午时阳气亢盛,是阳极生阴之时,此时练功可助元阴之气生成而收敛亢阳。酉时日入,阳消阴长,其时练功可助元阴之气充盛,有利于阳气藏养。可见,子、午、卯、酉练功,是遵循了自然之气"生、长、收、藏"的气化规律,因而能推动和调整人体生物节律正常运转,促进人体真气生长健旺。

虽然子午流注非常合乎人体生物钟节律,但选择练功时间,要结合各种实际情况而定,不能按图索骥,死搬硬套。因为人有男女胖瘦之别,病有寒热虚实之异;地有东西南北之差,天有春夏秋冬之分,所以选择何时练功,也有一个灵活掌握问题,比如古人所提倡"活子时"练功是最合道的时机也是其一。

四 内经图

《内经图》,这里隐藏了得道成仙的大秘密,上面标明的都是具体的方法步骤,是一个标准版的修炼路线图。首先要说明一下古代人认为的成仙原理。道家认为,世界万事万物是由"道"产生和推动的,人也是如此。老子说:"道生一,一生二,二生三,三生万物"。道本来是虚的,没有实有,人开始也是什么都没有,只有所谓的"先天一气",然后一气化三清,化生出先天的精、气、神,借着父精母血,孕育成胎,然后出生成长、病老死夭。中国的古人不想受这个生老病死过程的制约,于是就琢磨出一个成仙的办法。那就是逆着这个过程往回走,把分化出来的精、气、神再炼回去,由三归二,由二归一,回到"先天一气"。专业一点的说法是"炼精化气,炼气化神,炼神还虚,炼虚合道",最终与大道相融,这样便不用再受凡人之苦。所以道家说"顺则为凡,逆则为仙,只在中间颠倒颠"。明白了这个道理,再来看这个图(图29)。

这个图整体来看,是一个人形。这就是"一粒粟中藏世界",人体是个小宇宙,宇宙是个大生命,这是中国天人合一的思想精髓。

铁牛耕地种金钱:这个好像有点财迷,但实际上是对先天之精的隐喻。《易经》里乾坤二卦代表天地,乾卦属金,所以先天之气亦属金;坤卦为地,后天之气属土。从土地里种出金钱,就是要在丹田里炼出先天精气。

铁牛耕地象征修炼的艰苦,需要像农夫那样脚踏实地,一分耕耘一分收获。你看农夫在扬鞭子,实际那是铁牛,根本不怕鞭打。也就是说,自我修炼这事得全靠自觉,别人赶着走是没有用的。

刻石儿童把贯串:这个小孩在身体中间部位,代表人们的心脏。古代对重要的事喜欢刻石为记,所以刻石代表记忆,这是心脏的作用。人们的心脏总是跳来蹦去,一刻不得安宁,就像小孩子一样。但要想修炼成仙,就得让这个小孩专注起来,要像用线把铜钱串起来那么仔细认真才行。

这小孩看着不靠谱,实际上很厉害,因为心为人身之主,统领精气神。如果能凝神聚力,就能"捉住北斗周天轮",心之所向,全身随动。所以穿起来的铜钱呈现出北斗七星状。

阴阳玄牝车:这踏车的是一对少年男女,代表着阴阳,他们扶着横杆,一起脚踏着水车车水,实际上是隐喻阴阳调和、水火交汇。

阴阳玄牝车的运作周而复始、连续不断。平常人是顺转的,下面的滔滔真水就流失耗损掉了。但如果能炼出丹田真阳,就可以拨转机关,将下面的真水化炼成气,通过后面的髓路,逆行向上,闯过后背的尾闾、夹脊、玉枕三关,送到头顶灵台,化作甘露下行,就是采炼的"丹药"。这个玄牝车看似是由人力转动,但其实是旁边丹田炉火的热力催动的。

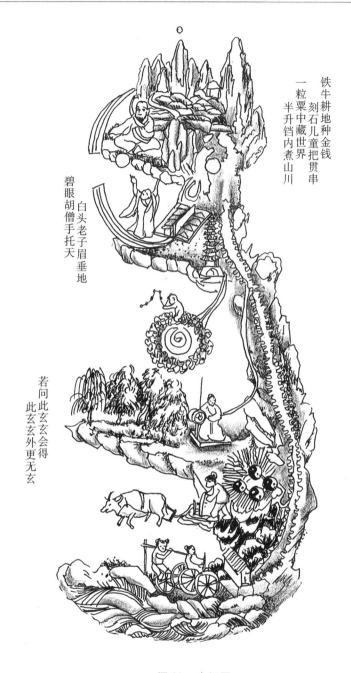

铁牛耕地种金钱
刻石儿童把贯串
一粒粟中藏世界
半升铛内煮山川

白头老子眉垂地
碧眼胡僧手托天

若问此玄玄会得
此玄玄外更无玄

图 29　内经图

白头老子眉垂地：指低眉闭目，精神内守。也隐喻从督脉上运过来的真气，像老子的白发白眉一样，沿着头面下降。

　　碧眼胡僧手托天：就是舌抵上颚，使任督二脉相连。为什么叫碧眼胡僧呢？抬起舌头抵住上颚，就会露出舌底的 2 根静脉血管，是发青的。这个舌头竖立着又没有毛，看起来就像个蓝眼睛的外国光头和尚。

　　然后真气沿着气喉、鹊桥、十二重楼下行，回到丹田，这就是整个周天逆转的采炼过程和通路。经过不断地这样采炼，三归二，二归一，最后炼成金丹成仙。

　　修炼听起来简单，其实没这么容易。而且，成仙这事看上去很好，实际上也并不那么美妙。太和脊道中太和养生功的修炼是依据内经图为本根，为达到的"炼精化气，炼气化神，炼神还虚，炼虚合道"这个状态，而建立了一套落地步骤和可执行的系统练习方法。

第三章
▶ 太和脊道疗法

　　太和脊道的修习先决是自身身体状况充实，身体不充实则需要用扶阳方法调养到充实。开始修习条件是骨头正、筋膜软、脏气实，如骨不正、筋不软、脏气不实不但百病丛生，还像走错方向一样愈勤奋修习，对自己身体危害越大。

　　笔者继承家学的同时并深入研究《黄帝内经》《易经》《拆骨分经》和传统的按蹻术，在实践中继承总结了一整套正脊扶阳、按摩经筋、脏腑推拿的三合疗法。确保在修习太和养生功后可以达到骨正筋柔，气血自流的基本状态，是修习养生功的物质基础，进而起到事半功倍的作用。本法以脊柱为核心，从整体观角度把人体经筋与骨骼、脏腑、形神做了贯穿，疗效确切，效果显著。

一 太和脊道：骨正

　　重视阳气，诊查以督脉统领诸阳《素问·生气通天论篇》："阳气者，若天与日，失其所则折寿而不彰，故天运当以日光明。"正如李念莪在《内经知要》中谈到阳气时说："天之运行，惟日为本，天无此日，则昼夜不分，四时失序，晦暝幽暗，万物不彰矣。在于人者，亦唯此阳气为要，苟无阳气，孰分清浊，孰布三焦，孰为呼吸，孰为运行，血何由生？食何由化？与天之无日等，矣欲保天年，其何得乎？"督脉是奇经八脉之一，有"阳脉之海"的称谓。《说文》："督，察也。"本意为观察、审查。引申为总督、统领之意。督脉有三个特点：第一，督脉位于背后脊中，贯脊而上，是奇经八脉的主脉。第二，督脉与六阳经有密切联系，其大椎是"诸阳之会"，又与足太阳膀胱经、阳维脉交于风府、哑门，所以督脉是"阳脉之海"，总领诸阳。第三，督脉与脑、髓、骨息息相关，所谓"肾主骨生髓""肾藏精，精生髓，髓养骨""脑为髓之海"。说明督脉具有总督、统领全身阳气的功能。

太和脊道全息疗法的诊断包括望诊、触诊、问诊等，望诊要观察脊柱的形态、面部五官、肌肉状况等；触诊要检查脊柱的侧弯、错位、骨质等；问诊要询问生活工作习惯、有无不良姿势等。这些诊查是围绕着脊柱为核心的，通过判断脊柱的情况进而判断人体督脉阳气的运行情况，正所谓"督者，察也。"通过诊查脊柱的状况，实际是诊查人体阳气运行和五脏六腑、经脉之间的变化联系。视"骨正筋柔"为最终旨归，注重经、筋、骨的一体性。《灵枢·经脉篇》："骨为干，脉为营，筋为刚，肉为墙"说明骨与脉、筋的密切关系。明清医家张志聪在《黄帝内经素问集注》中形容经脉、筋与骨的关系为："太阳之气主表。阳明……脉为营。如蔓藤之营附于木干也。"脊柱作为身之"正梁"，是诸脉所依附的主要构架，如督脉、膀胱经、肾经等经脉，都夹脊而行，与脊柱关系密切。由此可见，脊柱骨不仅仅是人体的主要支架，而且对于稳定相关经脉及气血的正常循行有着非常重要的作用（图30）。

《素问·痿论》云："阳明者，五藏六腑之海，主润宗筋，宗筋主束骨而利机关也。"阳明者，五藏六腑之海，何以主润宗筋呢？《素问·厥论》第四十五节做了补述："阳明者，五脏六腑之海，主润宗筋，宗筋主骨而利机关也。冲脉者，经脉之海也，主渗灌谿谷，与阳明合于宗筋，阴阳总宗筋之会，会于气街，而阳明为之长，皆属于带脉，而络于督脉。故阳明虚则宗筋纵，带脉不引，故足痿不用也。"对此王冰释云："前阴者，宗筋之所聚，太阴阳明之所合也。筋侠齐下合于阴器，故云前阴者宗筋之所聚也。太阴者脾脉，阳明者胃脉，脾胃之脉皆辅近宗筋，故云太阴阳明之所合。"宗筋的润养有赖太阴阳明，有赖脾胃。同理，宗筋的束骨功能亦有赖于脾胃。什么是束骨呢？束骨其实就是对骨属系统的约束或束缚。上述的这个脊柱骨属系统为什么会发生病变？为什么会发生错位或椎间盘突出？实际上，就是失去了上述的这个约束或束缚。这又从另一个角度应证了脾胃与上述疾病之间的关系。因此,椎间盘突出症以及其他错位性的脊柱病变的共同病机都应非脾胃莫属,说明骨骼的问题与脾胃存在密切关联。因此,从脾胃的角度,从土的角度,从一切影响脾胃的因素来认识椎间盘突出症及其他脊柱相关疾病,进而从围绕调理脾胃入手来治疗上述疾病,预防上述疾病,是值得研究的。

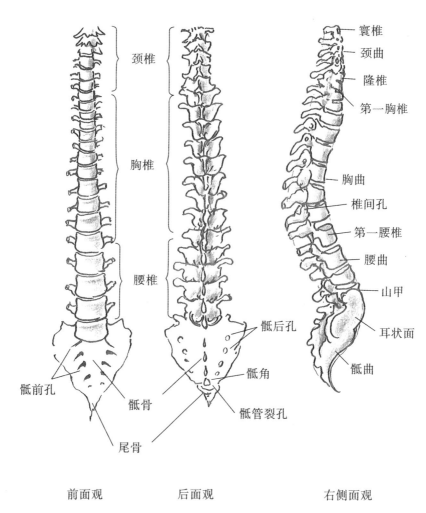

前面观　　　　　后面观　　　　　右侧面观

图30　脊柱

所以本疗法不仅有正脊手法还有腹部手法等方法,也非常注重饮食禁忌和工作生活细节习惯的配合。这些都是立足于经、筋、骨的一体性,三者缺一不可。如果只重视用器械力强行改变骨骼的位置和形态,对于某些疾病可能短期解除神经压迫会取得一定的效果,但其远期疗效是值得商榷的。用某些单一手法整脊后,会出现反复错位的问题。脊柱的稳定性保持,一直是学界探讨的热题。那么从中医的角度而言,从"阳明主润宗筋,束骨利机关"入手,从"属脊"的足阳明经筋入手,从"著于脊"的足太阴经筋入手,或从作用于脾胃的药物入手,可发挥更好的疗效,取得远期稳定的治疗效果;这是我们值得思考的问题。所以说"骨正筋柔,气血以流"是一体的,不可割裂的。人体是一个互相联系的整体,从中医阴阳五行理论而论,骨属于水系统,筋属于木系统,肌肉属于土系统。其三者相互配合、制约才能共同实现"谨和五味,骨正筋柔,气血以流,腠理以密,如是则骨气以精,谨道如法,长有天命。"(《素问·生气通天论》)

《大学》曰:"物有本末,事有终始,知所先后则近道矣。"治病、养生也有严格的先后次序。"太和脊道"在施术后才可以根据患者需要进行食疗调理的根本原因。正脊之前,是以疏通人体经络、使经筋通畅为基础。而在诸多经络、经筋中,首重"太阳经",尤其是足太阳。足太阳膀胱经是人体循行路线最长的一条经络。《灵枢经·经脉》曰:"膀胱足太阳之脉,起于目内眦,上额,交巅。其支者:从巅至耳上角。其直者:从巅入络脑,还出别下项,循肩髆,挟脊抵腰中,入循膂,络肾,属膀胱。其支者:从腰中,下挟脊,贯臀,入腘中。其支者:从髆内左右别下贯胛,夹脊内,过髀枢,循髀外后廉下合腘中——以下贯踹内,出外踝之后,循京骨至小指外侧。"膀胱经有几大特点:一是膀胱经有人体最长的经络;二是膀胱经有人体穴位最多的经络;三是膀胱经有人体唯一一条双行线路;四是膀胱经包含了五脏六腑的腧穴;五是只有膀胱经是夹脊而行于背。正因为足太阳膀胱经夹脊而行,所以与督脉及其有着密切的联系。清代名医张志聪在《灵枢集注·背腧》指出:"五脏之腧,本于太阳,而应于督脉"。他认为太阳与督脉是相通的,并且五脏之腧穴是从太阳经传达到督脉的。

督脉为阳脉之海,膀胱经为阳经中最重要的经,两者同为人体阳气循行的重要通道。从解剖学位置可以看出,脊柱后面是棘突,两边是横突。脊柱中间是督脉,脊柱的横突与肋骨结合部,就是足太阳膀胱经的内线,两条经脉沿脊柱相向而行,流布全身。脊柱出现问题必然影响膀胱经的气血运行。足太阳经左右各67个腧穴,其中有49个穴位分布在头背部,18个穴位分布在下肢和足,其中位于人体背部的十二对腧穴十分重要(图31)。

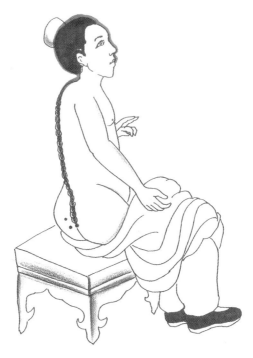

图31　督脉

背腧穴之名,首见于《灵枢·背腧篇》,并载有五脏背腧穴的名称和位置。《素问·气腑论》提出:"六腑之腧各穴",但未列出穴名。《脉经》才明确了肺腧、肾腧、肝腧、心腧、脾腧、大肠腧、膀胱腧、胆腧、小肠腧、胃腧等10个背腧穴的名称和位置。此后《针灸甲乙经》又补充了三焦腧,《千金方》又补充了厥阴腧,至此背腧穴方才完备。腧穴的"腧"通"输",有转输、输注的含义,是经气的流注与转输。脏腑背腧穴是膀胱经中特有的穴位,脏腑的病变,在背部的腧穴当中,都可以找到相对应的反应点。背腧穴就是人体脏腑经络之气输注于体表的的通道。如第 5 胸椎的横突下是心腧穴,当这个穴位被寒湿淤堵,或者椎体出现移位时,心腧穴的转输能力出现障碍就引起心系统的相关问题。

　　《素问·生气通天论篇》言:"阳气者,精则养神,柔则养筋。"王冰注:"然阳气者,内化精微,养于神气,外为柔夹,以固于筋"。张介宾:"神之灵通变化,阳气之精明也,筋之运动便利,阳气之柔和也。"人身之"筋结",是人体阳气衰少、六淫邪气、脏腑气血瘀滞凝结于经脉、经筋而形成,主要是机体筋肉、十二经筋中僵硬、条索、结节的部位。经筋的作用是约束骨骼,活动关节,保持人体正常的运动功能,维持人体正常的体位姿势。关节是机体运动的枢纽,人体之所以能动,是因为关节的屈伸,而关节的屈伸,要受到十二经筋的约束。所以关节的正常屈伸,是有一定的约束范围,否则就会导致经筋的粘连、翻转损伤。"解结"出自《黄帝内经灵枢·刺节真邪论》道:"必先查其经络之虚实。一经上实下虚而不通者,此必有横络盛加于大经,令之不通,视而泻之,此所谓解结也。"临床上通过望、闻、问、切四诊合参的经络穴位诊法,明确腧穴处的皮下组织有无隆起、凹陷、松弛和皮肤温度的变异等"结"的反应现象,及有关穴位邻近或远端有无明显的结节、条索状物等阳性反应征,以此进行经络辨病辨证,运用"解结"法整体论治。如《灵枢·经水》曰:"审、切、循、扪、按,视其寒温盛衰而调之。"《素问·三部九候论》亦道:"视其经络浮沉,以上下逆从循之。"《素问·缪刺论》言:"疾按之应手如痛,刺之。"《素问·骨空论》亦载:"缺盆骨上切之坚痛如筋者,灸之。"《内经》中论述的审、切、循、扪、按、刺、灸等均可认为是"解结"思想的运用大法。故所谓"解结",即解除疾病证候之结,通调经络阴阳,其思想正合《灵枢·经脉》所说:"经脉者,所以决死生,处百病,调虚实,不可不通。"这是"解结"的第一层含义,指筋结;另外一层含义见于《灵枢·百病始生篇》:"是故虚邪之中人也,始于皮肤,皮肤缓则腠理开,开则邪从毛发入,入则抵深,深则毛发立,毛发立则淅然,故皮肤痛。留而不去,则传舍于络脉。在络之时，痛于肌肉，其痛之时息，大经乃代。留而不去，传舍于经。在经之时，洒淅喜惊。留而不去，传舍于输。在输之时，六经不通，四肢则肢节痛，腰脊乃强。留而不去，传舍于伏冲之脉。在伏冲之时，体重身痛。留而不去，传舍于肠胃。在肠胃之时，贲响腹胀，多寒则肠鸣飧泄，食不化；多热则溏出糜。留而不去，传舍于肠胃之外，募原之间，留著于脉。稽留而不去，息而成积。或著孙脉，或著络脉，或著经脉，或著输脉，或著于伏冲之脉，或著于膂筋，或著于肠胃之募原，上连于缓筋，邪气淫泆，不可胜论。"此篇谈到的结滞就是由浅入深伏藏于筋脉、肠胃、膜原等处的病理产物，而手法通过作用于外在的筋脉、腧穴而作用到脏腑，由表及里，由里出表，从而恢复人体健康的常态。

对于按摩手法而言，对机体的感知是建立在敏锐觉知力基础之上。本疗法中对脊柱的诊查、对经筋走向及筋结的把握都离不开"感觉"，所以在传统手法体系里"感觉是手法的灵魂"。如药王孙思邈在《大医精诚》中谈到："今病有内同而外异，亦有内异而外同，故五脏六腑之盈虚，血脉荣卫之通塞，固非耳目之所察，必先诊候以审之。而寸口关尺有浮沉弦紧之乱，腧穴流注有高下浅深之差，肌肤筋骨有厚薄刚柔之异，唯用心精微者，始可与言于兹矣。今以至精至微之事，求之于至粗至浅之思，岂不殆哉！"时至今日，医者不能如扁鹊饮上池之水而洞见五脏六腑，但对医者精微感知的要求是没有改变的。太和脊道的正脊扶阳，按摩经筋，腹脏推拿三合疗法，是修习太和养生功，达到修习目的"五脏平衡，百病不生；身体幸福，家庭和谐；情体愉悦，智体通达。"的基础保障，避免同修们行道日深，离道愈远，南辕北辙，徒劳负功。

笔者认为，人体是一个有机整体，内脏有病必反映到体表。《灵枢·本脏篇》曰："视其外应，以知其内脏，则知所病矣。"外应指形态，形指体形，态指姿态。观形态，一在静，二在动。静可观人之胖瘦、高矮、皮肤色泽、有无畸形（如鸡胸、龟背、偏瘫等）。动态方面的观察比静态观察更为重要，如活动时身体各部分是否正常，是否协调，动作是否轻健有力，有无异常。《黄帝内经》指出，"头者，精明之府，头倾视深，精神将夺矣。背者，胸中之府，背曲肩随，府将坏矣。腰者,肾之府,转摇不能,肾将惫矣。膝者,筋之府,屈伸不能,行则偻附,筋将惫矣。骨者,髓之府,不能久立,行则振掉,骨将惫矣。"

古之医书云:肥人湿多,瘦人火多。湿多,外邪易入,中缓少内伤;火多,外邪难入,中燥喜内伤。坐而仰者肺实,实则胸盈仰息;坐而伏者肺虚,虚则伏而短气。以手护腹者,里实心痛等。

《素问·阴阳应象大论》曰:"东方生风,风生木,木生酸,酸生肝,肝生筋,筋生心,肝主目。其在天为玄,在人为道,在地为化。化生五味,道生智,玄生神,神在天为风,在地为木,在体为筋,在藏为肝。在色为苍,在音为角,在声为呼,在变动为握,在窍为目,在味为酸,在志为怒。怒伤肝,悲胜怒;风伤筋,燥胜风;酸伤筋,辛胜酸。"其揭示了肝、筋、目等的关系。是中医学辨证论治的生理基础。

《素问·金匮真言论》又指出:"东风生于春,病在肝,俞在颈项;南风生于夏,病在心,俞在胸胁;西风生于秋,病在肺,俞在肩背;北风生于冬,病在肾,俞在腰股;中央为土,病在脾,俞在脊。故春气者,病在头;夏气者,病在脏;秋气者,病在肩背;冬气者,病在四肢。"这是中医经典首次提出了脏腑病与脊柱经络腧穴的关系,且贯脊柱而行的督脉穴更是与经脉脏腑是对应关系。

那么经脉有十二正经之多,又有奇经八脉等,为何独择脊柱作为核心呢? 督脉之主干在人身背后正中,贯脊而行,上通于脑为阳脉之海,总督人身诸阳之气。

《庄子·养生内篇》说:"缘督以为经,可以保身,可以全生,可以养亲,可以尽年。""缘督",就可以保护身体,就可以全生,就可以奉养亲人,还可以尽终天年。可见,"缘督"的重要意义。可见至人《庄子》,对于人体健康的认识,首推督脉。

脊柱部位是督脉循行线路,督脉若不通畅,则脊柱失稳,必然出现脊柱关节变移错动、形体歪斜不正。脊柱为督脉从肾贯脊之所,若脊柱歪斜,督脉必然运行不畅,气血瘀滞不通,会直接或间接涉及内外、上下、前后、左右、脏腑、五官、九窍、四肢、百骸的功能。追本溯源,督脉的不通是关键,而脊柱关节错动歪斜、偏离正常位置又是督脉不通,导致气滞血瘀、阴阳失衡的因素。

道家崇尚"道法自然",道家养生,随身体逐渐充盛,丹田中的元气就会充实旁溢,督脉必有骤开之日。道家认为,此时周身如醉,神情如痴,通体舒畅,愉快难言,练功即有所小成。道家的养生理论也说明了督脉通,气血调和,阳气充盈,则脊骨舒展,人身的病邪就会随之而消,养生之人亦达到了祛病延年的目的。

通过疏通督脉,不仅可以调整脏腑阴阳的失衡,还可以调整脊柱的力学改变,所以近年来坊间多有"通督脉,调脊柱,治百病"的说法,不无道理。

我国早在 2000 多年前已有整脊技术并已运用于临床。如传统的整脊八法,牵引法、悬吊法、旋转法、斜扳法、整盆法、过伸法、屈曲法和按摩推拿手法是中国传统医学整脊的主要手法,至今仍广泛应用于临床。现代医学对脊柱相关性疾病的认识始于 20 世纪初。目前,已经发现有近百种疾病与脊柱力学平衡失调有关,这些疾病涉及人体神经、呼吸、消化、泌尿、内分泌等多个系统(图 31~图 32)。

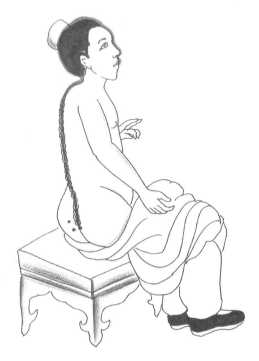

图 31　脊柱全息

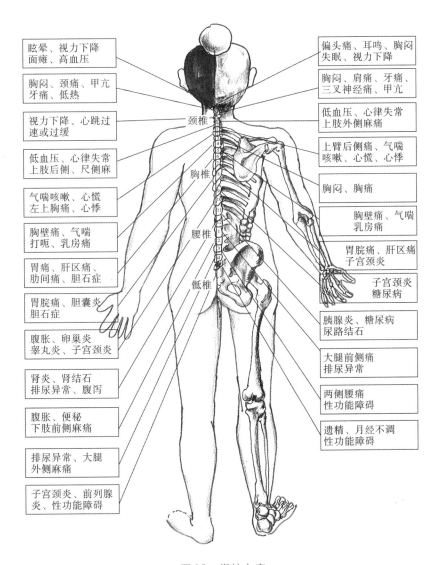

眩晕、视力下降
面瘫、高血压

胸闷、颈痛、甲亢
牙痛、低热

视力下降、心跳过
速或过缓

低血压、心律失常
上肢后侧、尺侧麻

气喘咳嗽、心慌
左上胸痛、心悸

胸壁痛、气喘
打呃、乳房痛

胃痛、肝区痛、
肋间痛、胆石症

胃脘痛、胆囊炎
胆石症

腹胀、卵巢炎
睾丸炎、子宫颈炎

肾炎、肾结石
排尿异常、腹泻

腹胀、便秘
下肢前侧麻痛

排尿异常、大腿
外侧麻痛

子宫颈炎、前列腺
炎、性功能障碍

偏头痛、耳鸣、胸闷
失眠、视力下降

胸闷、肩痛、牙痛、
三叉神经痛、甲亢

低血压、心律失常
上肢外侧麻痛

上臂后侧痛、气喘
咳嗽、心慌、心悸

胸闷、胸痛

胸壁痛、气喘
乳房痛

胃脘痛、肝区痛
子宫颈炎

子宫颈炎
糖尿病

胰腺炎、糖尿病
尿路结石

大腿前侧痛
排尿异常

两侧腰痛
性功能障碍

遗精、月经不调
性功能障碍

颈椎

胸椎

腰椎

骶椎

图 32　脊柱主病

　　太和脊道是根植于在祖国传统医学以"正脊"为核心,对应经络脏腑,注重经、筋、骨一体性,以正脊、推拿手法为手段的一门集诊疗和养生保健相兼的纯自然疗法,属中医外治法范畴。它是太和脊道中太和养生功修习到"骨正筋柔,气血自流……"的三大保障,"藏腑推拿、太和正脊、经筋疗法"也是太和脊道的重要组成部分。用传承手法"正脊柱,祛寒湿,通经络,养气血,利关节,扶阳气"进而达到"五脏平衡,百病不生;身体幸福,家庭和谐;情体愉悦,智体通达。"的治疗效果。

太和脊道正脊的目的:正脊不是把棘突都整在一条线上,不是使突出的椎间盘还纳,不是使骨质增生立即消失,也不是使狭窄椎管扩大容积,而是使脊柱椎间趋向自然,重建平衡。

如何让我们健康长寿,乃至长生久视是一门探索生命奥秘的科学。何谓长生久视?即长寿再进一步,在尽其天年的基础上,延续生命的极限。我国古代修炼养生家几千年在同死亡做斗争,同时积累了丰富的通往长生久视之路的经验知识。他们把自然界作为修炼的模拟对象。从老树嫁接而悟出添油接命之术,以动物冬眠而悟出息停脉住之法,还有婴儿握固、胎息等等。特别对一些长寿的动物,如龟、鹿等进行了深入的研究给修炼养生家追求长寿给予了重大启迪。《黄庭经》曰:"鹿运尾闾能通督脉,龟纳鼻息能通任脉,故二物皆长寿。"古代学者为了追求长寿及长生久视之道花费了毕生的精力、财力、物力。《抱朴子》:"世谓一言之善重于千金,告以长生之诀,奚啻千金而已乎。"正因为他们意志坚定,百折不挠地进行人类身体奥秘的探索,经过了数千年的修炼、实践,才逐渐总结出一套能长寿及长生久视的方法。这是中国传统文化中至今闪烁着智慧光芒的宝贵遗产,更是历代修炼养生家呕心沥血的结晶。而今国内外学术界已视其为千古绝学,精于此道者寥若晨星。将祖国经典医学理论体系与历代修炼养生家所著的著作相结合,最终总结出通往长寿及长生久视之路,就要打通任督二脉。古人认为人身本来就是一个小天地,修炼之时法效天地运转,先用阳气冲开百脉,而任督二脉皆归属奇经八脉,俱属阴神,闭而不开,唯神仙以阳气冲开,故能得道,再以我身小天地混融于乾坤大天地,故曰周天。在人身即任督二脉,故分大小周天。小周天乃气行周天,大周天乃神运周天。修炼养生家认为如能完成小周天工夫即能在精力上返老还童,肉体坚固,必得长寿,称之为人仙。而最终修炼成功获得高寿者如:南宗有张紫阳96岁,石泰137岁,薛道光114岁;北宗,张志纯120岁,王常月159岁。这在当时的环境中已属奇迹,也达到了生命的极限。但是又有许多修炼家或无名师指点或学不得其法或条件限制,虽勤奋苦修,但终无所成,不能达到长寿,更不要说达到长生久视了。

祖上自幼熟稔中医学术,尤对家传武术有浓厚兴趣,后又得明师指点,苦学功法数十载,在参验历代修炼养生著作后,摸索出一条医道与丹道结合之路,悟出用手法打通骨节经筋,再用功法打通任督二脉,为追求长寿之士开辟出一条捷径,也为有志于修炼更高层次达到长生之士创出一条新路。

笔者心得体会:扶阳正脊法是推拿按蹻术中的一种高级古典疗法,小而言之,为推拿按蹻的一种配穴方法,大而言之,则根源于五运六气,概括了整个祖国经典医学理论体系于其中,故可喻为"大则弥纶宙宇,小则纤悉秋毫"的一种高级疗法,使人体十二经脉流注气血与自然界周期现象相配合,达到治病的疗效。

在多年临床中,太和脊道疗法独到,能调动整个人体气血去推动疏通病变部位的经脉。笔者认为,著述不在于搜罗富有以多为胜。应大而简,反博为约,执简驭繁,提纲挈领,通一毕万。粗守形,上守神,粗守关,上守机,凡战者,以正合,以奇胜,奇正相生,如循环无端,其谁能穷之? 因此 此疗法并不限于打通任督二脉,如在治疗疾病过程中能相配合,则效果更明显,笔者在治疗急慢性腰椎间盘突出症及腰腿痛诸疾,运用此疗法培补命门真火,取得了极好的疗效,一般在二三次即能显效好转,甚至痊愈。因此,笔者认为运用此疗法打通任督二脉,不仅能够治愈顽疾,无病也能益寿延年,也为丹家培元筑基,打下扎实的根基。而且35岁以上年龄越轻,其效果越明显。因为年龄越轻,精气神三宝充足,命基坚固,而垂暮之人多属亏损之体,三宝不足,命基动摇,因此须先培补肝肾之气,待其元气充足才可。

笔者认为医道上接仙道,即医道是仙道之基础,故有"未学道,先学医,医道同源"之说。药补不如食补,食补则不如气补。通过正脊理气通督之法来培养激发先天之气,是最高层次的补法,也是从后天返回先天之过程,因此理气通督之法运用到最高境界即是与丹道相结合达到了顺即是道的境界,故曰天医道。古医道疗法之奥妙,不遇名师点化很难能理解领会。理气通督之法不仅能治愈顽疾,而且对培元筑基皆有最直接显著之效,用以完成炼精化气,为修道者打下扎实的练功基础。

经过笔者多年研究发现丹道、拳道、脊道等祖国传统文化精髓,其发展规律最终皆是返璞归真。最简便入门之法起手之处便是其核心深奥之处,青原惟信禅师说:"老身三十年前未参禅时,见山是山,见水是水。及至后来,亲见知识,有个入处,见山不是山,见水不是水,而今得个休歇处,依前见山只是山,见水只是水。"可见返璞归真是一种大智慧和开悟,其起手之处也是其变化终极之端,虽各人领悟的境界不同但皆跳不出此范围。正如《丹经》所述:"持定有深浅,故所得亦不同耳"。笔者对于内家拳的体悟,内家拳讲究松柔、虚静、中和,初学者以为简单之极,因其法人人皆知,但随着不断深入对拳的体悟,则知能在拳架中贯穿松柔虚静中和难之又难,更甚者在推手之中在对方相当压力之下,仍能按其宗旨走化者,则少之又少。但其法仍属筑基之法,练内家拳最高成就则能到达拳即是道的境界,但仍离不开松柔、虚静、中和之法。正如祖师所述"修心离不开恬淡虚无,渐修静悟。拳术一道,首重中和,中和之外,无元妙也。拳即是道"等,留下了许多至理名言,可见在内家拳中只有松柔,虚静,中和之极才能有变化,才能合乎道,因此只有根基扎实,才能脚踏实地。至此笔者以为丹道之理亦然,筑基之法是丹道修炼中最关键也是最难练成之处,只有筑基越充实越扎实,才能达到炁满任督自开,不假有为,纯属先天,再加上心性功夫修持,丹诀指引,则步步为营,势如破竹,然其步步离不开命功与心性修持的扎实根基。

观今时之人阳衰阴胜,外则为六气所侵(六气者,即风,寒,暑,湿,燥,热也),内则七情所伤(七情者,即喜,怒,忧,思,悲,恐,惊)饮食不节,酒色无度,先天之气渐消,后天之气也越来越弱,身躯日虚,百病皆生。施治则应先用太和正脊、经筋、实腹三绝术调理治愈顽疾,而后方可谈培元筑基,此过程必不可少。古人所谓百日筑基是针对身无重疾,身体调理得当的修士而设。今人百疾从生,妄谈修道妄想百日即能筑基,实则异想天开,不切实际,唯有从今起保存真气,注重养身之道,开源节流,保存道资,待条件成熟方可进仙道之门,习者亦深思之。

要运用太和养功法打通小周天,首先要用太和经筋疗法打通经脉,再用九宫脏腑法疏通气血之源,最后正脊扶阳法激发肾中先天一炁,其要在于肝肾二经相配合。《内经·六节藏象论篇第九》云:"肝者,罢极之本,魂之居也,其华在爪,其充在筋,以生血气,其味酸,其色苍。此为阳中之少阳,通于春气。"肝属木位居东方,为发生之始,故生血气,又主春之气,阳气之始生也。而肾为元气之根,精神之舍。肝在五行属木,乃肾水之所生,即水生木也,因此取肝肾两经相配,取肝之发生之阳气,辅助肾中先天之炁上升,又有补气生血之妙用。再与手法,时间相配合,即能激发先天之炁,而先天之炁源于先天之精,借命门之火熏蒸而成,在正脊扶阳过程中先排尽全身阴邪之气,然后使两肾发烫,一点元阳贯尾闾,穿夹脊,上泥丸,此时六根震动,再运气导引,使其下降,归入丹田封固,此过程一气呵成,所谓炁满任督自开,不假有为,水到渠成,至此任督二脉已通,自然已补足后天,重归先天,百病皆无,精满气足,即能自运周天。

太和脊道作为健身功法中注重修炼求劲之法,是一种开悟的功法。

在武术界,各门各派都讲劲力。而求劲之法首先在于求松求柔。太和脊道锻炼,是要克服全身关节、器官的僵硬、紧张状况,训练骨骼筋肌的协调。在紧而不僵、松而不懈、全身放松的基础上,慢慢练出柔和的身体,激发内劲潜能,在身心整合的过程中自然而然获得劲力。这种合乎人体自然生理反应的锻炼要循序渐进,细心体悟,经过量变自然会达到质变。

二　太和经筋疗法:筋柔

现代生活的快节奏使太多的人内心充满躁动和不安,似乎一时一刻的舒适都成了奢望。肝病的恐怖,前列腺炎的困扰,强直性脊柱炎、腰椎间盘突出症、失眠、心脑血管疾病、帕金森、性功能障碍,还有小儿多动症等很多疾病,看似毫无关联,其实问题都出在一个地方——就是"筋"。《素问·五藏生成论》曰:"诸筋者,皆属于节。"筋之功能,依赖肝血之濡养,"食气入胃,散精于肝,淫气于筋"，肝血充足，筋膜得养，关节运动灵活有力。故曰"肝主筋""肝生筋""肝藏筋膜之气也"。由于人之运动，由乎筋力，筋之充养，源于肝血，故肝血充足，则筋力强健，运动灵活，且能耐受疲劳，故《素问·五藏生成论》曰："足受血而能步，掌受血而能握，指受血而能摄。"《医门法律·脏腑赋》说："人身运动，由乎筋力所为，肝养筋，故曰罢极之本。"阴器者，宗筋之所系也。三阴三阳经筋会合于前阴部称宗筋。宗筋一词原出《黄帝内经》，其所指有二：广义者泛指前阴部位，如《素问·厥论篇》云："前阴者，宗筋之所聚，太阴、阳明之所合也。"宗筋狭义者则特指男子阴茎，如《素问·痿论》曰："入房太甚，宗筋弛纵，发为筋痿，及为白淫。"《灵枢·五音五味》云："宦者，去其宗筋，伤其冲脉。"《甲乙经》云："宦者，去其宗筋，伤其血脉，血泻不复，皮肤内结，天宦者，其任冲之脉不盛，宗筋不成"。这两种概念均被多数医家所引用，一直有效地指导着临床实践。

男性生殖器名为"宗筋"即是诸筋汇聚之意，所以改善"筋"的供血，是从源头来解决肝的问题，同时也解决生殖的问题，方法也极为简单。只要常常调节脚下的"地筋"，站桩文火补气修炼地筋，力量就会源源而发。

宗筋在生理上与足厥阴肝经直接相连。《灵枢·经脉》云："肝者，筋之合也；筋者聚于阴器。足厥阴肝之经脉，过阴器，经别结于茎。"《灵枢·经筋》云："足厥阴之经筋，结于阴器，络诸筋。"《增补病机沙篆》有释云："阴器者，宗筋之所系也，而脾胃肝肾之筋，皆结于阴器，然厥阴主筋，故诸筋统属于肝也。"宗者总也，可以说它是筋的祖宗。通过修炼宗筋不仅能提高男性性功能，还能调治男性生殖泌尿系统疾病，对男性性功能障碍及前列腺增生、肥大、慢性前列腺炎等病症效果特别显著，同时对许多慢性疾病如高血压、高血脂、高血糖、神经衰弱、神疲乏力、颈肩腰椎病、静脉曲张和某种类型的不孕不育等都有独特功效。

太和功法经易筋、吐纳、垂吊、拍打等进行修炼，在经师傅开筋点穴后，使经脉伸展畅通，在垂吊的过程中配合呼吸吐纳前后摆动，宗筋得以锻炼，随着垂吊的重量增加，宗筋和睾丸也不断地变得强大,充血会变得坚挺,睾丸下侧肌肉变得结实肥硕。太和养生功的修炼是迄今为止锻炼男士宗筋最有效最安全最古老的方法,通过对宗筋和睾丸的锻炼,可以使人活力再现,百病自除。

睾丸是生精之地,性命之根。而太和脊道中的太和养生功法是直接从命根处着手,练的就是睾丸。可以说抓住了生命本源总纲,可以说太和脊道是起死回生之术。

又在"返关内证"的基础上,言命门即阴茎睾丸(女子胞),男子藏精,女子藏血,为精气飞出之地,男子由此排精,女子由此泄血和摄入,结胎后新生命又由此出生,乃出入之门。此处又为藏精血之处,为奉生之大宝,为养生和繁衍新生命的地方,有藏有泄,故曰命门。自内经提出藏象学说以来人们始终都以为胆既是六腑之一又是奇恒之腑之一。言其理由多以为:胆位于右胁下其形态结构与其他五腑相同,皆属中空有腔的管状或囊状器官,内盛胆汁,具有储藏和排泄胆汁的作用,古人认为胆汁是精纯清净的精微物质称为精汁,故胆有"中精之腑""清净之腑"或"中清之腑"之称。《灵枢·本输篇》说:"胆者中精之腑。"胆汁与饮食的消化有关故胆属六腑之一。之所以又称奇恒之腑,是由于胆内盛精汁,与五藏藏精气的功能特点相似,且不与饮食水谷不直接接触,只是排胆汁入肠道以促进食物"消化和吸收",其他五腑化而不藏而胆汁却藏而不泄。所以,胆又为奇恒之腑。

分析一下:奇恒指特殊,一般属于偏意词偏指特殊,如将府理解为通假字,通腑则腑在形态上具有囊性中空的特征。而另一奇恒之腑中脑髓的形态均属于实体器官,所以不能将腑理解为腑。奇恒之腑是指形体中的奇特组织它既不是位于胸腹腔的内脏,也不属于官窍,而是位于形体中的奇特组织,所以说奇恒之腑中的胆不是位于胸腹腔内的胆。不然就不能称为奇恒之腑。

明代崇祯末年张自烈撰写的《正字通》是明末清初最流行最好的一部字典。《正字通》在"末"集下认为"凡十一脏取决于胆"。这里的"胆"可能是"蛋"字的借音字,"蛋"特指男性的睾丸包括阴囊。在奇恒之腑中,只有女性之阴"女子胞——子宫",而无男性之阳(蛋——精室——睾丸阴囊)与内经阴阳之理不合,因此"凡十一脉取决于胆"应取决于睾丸之"蛋"而决不属于六腑的"胆"。"胆"属于形声字从月(肉),旦声。汉字偏旁部首中月(肉)表示人身体的一部位。声符"旦"像太阳从地面刚刚升起的样子,本义指天亮,日初出时。除此外,"旦"又属指事字特指雄性睾丸(含阴囊。⊥∵丁生殖器。"旦,明也。"从日见一上。一,地也。"旦"属于指事字含有绘画较抽象的东西。如木的下面加上"一"表示"本"指树木的根部,木的上面加"一"为"末"为树梢。凶字当在陷阱上画个叉的符号。"日"下面加上"一"写作"旦",在此不单指太阳刚刚升起的样子,同样也指雌性生殖器官与雄性生殖器官相互结合的下面这一部分,将"月"(肉)字旁与"旦"相结合,此时的"胆"指的就是雄性的睾丸(含阴囊)。肾主藏精主生殖,无论先天还是后天生殖之精,虽藏于肾,而其府库当在睾丸,故后世称之为精室。奇恒之腑中的"胆"应该是"蛋"字方言字音的借代,特指男性睾丸(包括阴囊)。奇恒之腑中既有女性之阴(女子胞,子宫),又有男性之阳(蛋,精宫),较合乎阴阳平衡之理。

《灵枢·经脉》:"胆,足少阳之脉……是主骨所生病者。"其一,足少阳经分布在人体侧面,在人体侧面显现的都是骨骼,如侧头,侧胸以及下肢的外侧,所以凡属于骨骼之类的疾病,却归属于足少阳经的范畴。其二,由于六腑中的"胆"奇恒之腑中的"胆"指阴囊合睾丸在形态上相似。

另外,肝主筋,前阴是宗筋之会,龟头又是肝脏外象,阴茎与阴囊的关系就像肝脏与胆囊的关系。阴囊依附于阴茎就像是胆囊依附于肝脏。肝主筋前阳是宗筋之会男性外生殖器(含阴茎、睾丸)就是肝脏与胆囊的外象。

取类比象,以象分类,阴囊(含睾丸)与胆两者一内一外,相互表达,或直接将"蛋"视为"胆"之外象。

阴囊内藏睾丸,于人体中肾脏在形态结构上相似,取类比象,肾,为内腰。睾丸称外腰,为肾之外象。肾在志为恐主骨生髓,职司二阴。成语"闻风丧胆",俗话说,吓得屁滚尿流,吓得骨头都酥了,吓得软瘫在地等,均说明恐与胆、小便、骨之间的关系。中原人称"睾丸"为"胆子",后改写为"蛋子",当人或某些动物惊恐时表现为夹尾巴、大小便失禁,不能站立等。这些就是人们常说的吓破了胆。在处决犯人之前,常常要将犯人的两个裤管用绳子扎起来,以防其大小便失禁也是这个道理。两强相遇时,为了给自己壮胆人们常说"有胆子就过来、有种你别跑"这里的"胆子""种"显然就是指男性的睾丸,而绝非肝胆之胆,蛋亦是胆。

所以《素问·灵兰秘典论》:"胆者,中正之官,决断出焉。"《灵枢·经脉》称:"胆主骨所生病者"。女子胞,又称"胞宫、子宫、子藏、胞藏、子处、血脏。"位于小腹正中部,下口即胞门又称"子门"。与阴道相连,呈倒置的梨形,是女性的内生殖器官,有主持月经和孕育胎儿的作用。"女子胞",在位于小腹之内,但下口已经于外阴相连。所以不能将女子胞,完全视做腹腔内的器官。故而,归属于"奇恒之腑"。胆囊在形状上略呈鸭梨状,胆囊在形态上于子宫的形态基本相仿,一个呈倒置的梨形,一个成鸭梨形。不仅仅如此,女性的卵巢与肾脏形态十分接近。卵巢的大小和形状随着年龄的增长,而有所变化,幼女时期表面光滑,青春期后表面凹凸不平,性成熟期体积最大。三四十岁时卵巢开始缩小,五十岁左右宫体随月经停止而萎缩。

子宫的形态既然与胆相类似,取类比象,以象分类,子宫也应属于胆象类,与男性的阴囊相同,所不同的是,男性的睾丸,两肾之象位于阴囊内。女性的卵巢两肾之象位于子宫两侧。所以,"胆,主骨所生病者。"以及"闻风丧胆",吓得"屁滚尿流"等形容词,同样也适用于女性。女子胞的作用,其一主要体现在主持月经。月经是女子生殖细胞发育成熟后,周期性子宫出血的生理现象。其二孕育胎儿。胞宫是女性孕产的器官。女子在发育成熟后,月经应时来潮,便有受孕,生殖的能力,此时两性交媾,两精相合,就有了胎孕。胎儿在胞宫内成长发育达十个月左右,即从胞宫分娩,一个新的生命便诞生了。女子胞以及男性的生殖器官包括阴囊及睾丸,与奇经八脉中的冲任督关系最为密切,三者均起于胞宫,男子起于精室,分为前、中、后三部分,上达头面躯干,称为"一源三岐"。任脉位于人体躯干部的前面,主要承担精气神之间的相互转化。平时注意修身养性盘腿打坐,通过呼吸吐纳、气沉丹田、聚气为精,然后精生髓上充于脑。脑为元神之府,当精气充沛时,人的精神矍铄,思维敏捷,与此同时,精气充沛,精血同源,髓也可以生血,自然气血旺盛。督脉在人体躯干部的后面上达头面,主要承担精髓之间的相互转化,并将髓上充于脑。脑,元神之府,总督人体各部之间的调控。

冲脉分布在人体躯干的两侧,主要承担人体中精血之间的相互转化,精化为血上渗诸阳,下灌三阴为十二经脉之海,是五脏六腑之海。《灵枢·逆顺肥瘦论》说:"冲脉者,五脏六腑之海也。"又称"血海"。所以,《素问·上古天真论》说:"女子七岁肾气盛,齿更发长。二七而天葵至,任脉通,太冲脉盛,月事以时下,故有子。三七,肾气平均,故真牙生而长极。四七筋骨坚发长极身体劲强。五七阳明脉衰,面始焦,发始堕。六七三阳脉衰于上,面皆焦,发始白。七七任脉虚,太冲脉衰少,天葵竭,地道不通,故形坏而无子也。丈夫八岁,肾气实,发长齿更。二八,肾气盛,天葵至,精气溢泻,阴阳和,故能有子。三八,肾气平均,筋骨强劲,故真牙生而长极。四八筋骨隆盛,肌肉壮满。五八肾气衰,发堕齿槁。六八阳气衰竭于上,面焦,发鬓斑白。七八肝气衰,筋不能动,天葵竭,精少,肾脏衰,形体皆极。八八则齿发去。"女子生理周期变化时数为七,男子生理周期变化的时数为八。《灵枢·经脉》:"人始生,先成精,精成而脑髓生,骨为干,脉为营,筋为刚,肉为墙,皮肤坚而毛发长,谷入于胃,脉道以通,血气乃行。"人体胚胎的形成,首先需要男女相合而成受精卵。受精卵进一步发展已成人体大脑,脊髓,而后骨骼包围在大脑脊髓的外面作为支撑人体的主要支柱。脉络首尾相连,环绕周身,肌肉沿着骨骼脉络密布,以筋的柔韧来约束骨骼,纲维四肢;以丰满肌肉来屏障脏腑,盛裹筋骨;在人体的最外层生长出皮肤,金曰从革;在皮肤的聚敛下,人体变得坚韧,最终在皮肤的表面长出毛发,成了一个完整的形体。在整个人体的生长发育过程中,人的形体以脑髓骨脉为核心,周边辅以筋肉皮毛共同构成,所以,奇恒之腑中的脑髓骨脉是构成人体胚胎的核心部分,而胆(阴囊和睾丸)和女子胞,指的人体生殖系统。所以,奇恒之腑就像具有繁殖能力的种子中的"种胚",而筋肉皮毛属于种子的外皮或称种皮,种胚承担着繁衍的重任。奇恒之腑中的各个器官。就像种子的胚,是构成人体的核心部分,或称为先天之根本,并承担着人类繁衍的重任。人出生后胸腹腔内的五脏六腑或称为人体后天之本,维持着生命活动的存在。太和经筋疗法从宗筋入手使生命之根强壮达到"正气存内,邪不可干"。而可治疗很多久治不愈的慢性病。(太和经筋疗法立册专书论述)

三 九宫推拿:腹实

(一)九宫脏腑推拿

胸腹者病之本位,五脏六腑之宫城,一身滋养之根本,阴阳气血之发源,外感内伤之所位。外感切脉查之,内伤非诊腹不可知,察其厚薄虚实,则可知一二年后之病(图33)。

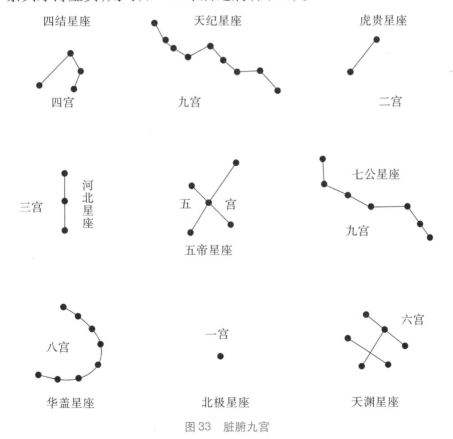

图33 脏腑九宫

（脏腑推拿立专书论述，此不再赘言）。

（二）九宫开锁过血术

太和脊道急救九宫开锁过血术用来疏经运气血、点穴升气血、开锁活经络。

人体藏着救命锁，一共八把半。

在中医界与武术伤科叫八把半锁推拿法。该技术已经千年传承，是中医推拿的精华秘术，开关解锁，通畅气机，疏经活络，开通血脉。打开这八把半锁需要武医的推拿法来进行，推就是按摩，拿就是开关。

开锁，民间医生又叫开关，是推拿中的精华，有些医生会按摩，却不懂开关，遇到危重病人就束手无策。

拿法是开关精髓。拿法是指用拇指和示指、中指或用拇指和其余四指的指腹，相对用力紧捏一定的部位，例如颈项部、肩背部及四肢部。一个濒于气绝之人，有经验的推拿医生一到，看一眼病人，就知道哪把锁闭塞，应该先从那把锁开起，他这一推一拿病人就张口出气，起死回生了。很是神奇！

这锁位之首要算推拿开锁中最为精妙的"八把半锁"：包括青龙、紫金、返魂、白虎分别在人体两侧各有一把，共计八把，而最后的总锁由于其开锁手法的特殊性，因而得名半把锁。

今天就教大家用中医方法如何推拿。开启人体八把半锁。为何不教武术伤科的方法呢？因为这里面涉及很多武伤科和点穴、解穴的手法较为复杂，在这儿就不一一赘述了。

1. 青龙锁 2 把

青龙锁位于颈肩交接的斜方肌处，左右各 1 把。民间也有称为"井锁"或肩筋。我们平时看到头有点歪，2 个肩膀不一样高的病人，往往这里的肌肉特别紧张（图 34）。

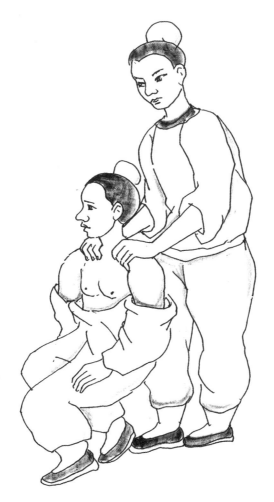

图34 青龙锁

开锁方法：

患者坐卧皆可,术者面向患者或站立背后,两足分开,取无极固根培元桩站立势(患者坐)或马步桩势(患者卧)。

操作时采用蝴蝶手法,即四指并拢微屈,与大拇指相对,用示指第一、二节指外侧缘,与大拇指外侧缘捏住肩筋的斜方肌,根据患者承受力程度,用劲拧动即可。

用劲要由轻到重,不能突然用力,动作须缓和,只要具有一定的指力,能恰到好处用劲,瞬间的挤压即可达到治疗目的。小孩着力应轻柔。

2. 返魂锁 2 把

返魂锁位于腋窝处,有前、中、后三关,左右各 1 把,前为腋窝的前壁肌(胸大肌),中为腋窝与手臂接壤处(相当于肱二头肌的上段,包括通过腋窝的神经组织),后为腋窝的后壁肌(背阔肌)。

武医同修:把返魂锁三关从前至后依次定为大定、返魂、后亭,也有称前为总筋,中为痹筋(拿此筋手臂有麻痹感),后为背筋(图 35)。

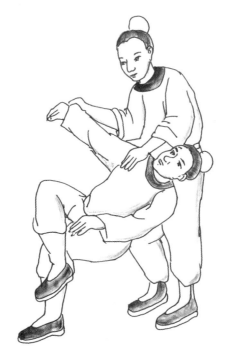

图 35　返魂锁

开锁方法:

开返魂锁时,术者侧向患者,取马步或三体桩,一只手握住患者前臂部促使患者手臂成外展姿势,另一只手在患者腋前、腋后、腋中分别用蝴蝶手法开锁。

第一关:大定(总筋)

左右两侧各拿揉 20 下,大拇指用力为主。

第二关:极泉穴(痹筋)

极泉穴位于腋窝中间,拿法以抠为主,拇指用力为辅,其他四指用力为主。每天20下,不宜过多。

第三关:背阔肌(背筋)

拿揉背阔肌,一般适用于肩周炎或者中风后期的肩关节活动不利的情况。

返魂锁中有3锁,即前中后3关,要开动返魂锁,前中后三关必须依次开全方才有效,单开一关是不起作用的。

3. 紫金锁2把

紫金锁位于脐下两侧腹直肌下段,相当于足阳明胃经之外陵与大巨穴之间左右各1把。

民间称为吊筋的便是此锁,可以拿揉青龙锁和紫金锁,来解决落枕、颈肩部疼痛、头晕手麻以及腹泻、急性腰扭伤等症状。一般拿揉3下就可以缓解症状(图36)。

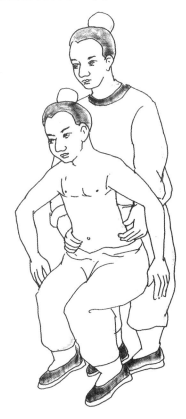

图36 紫金锁

开锁方法：

开紫金锁须由旁人扶起患者,使腹部肌肉松弛,术者面向患者,站马步桩,一只手扶住患者腰背部,另一只手四指并拢微屈,用示指指侧顺势向上兜起,拇、示两指(大拇指螺纹面与示指指侧)同时拿住吊筋,用力拧动锁顺气而开。不是所有的急性腰扭伤都要开紫金锁,一般弯腰受限,肢腿抬高抬不起来的情况下可以开紫金锁。

4.白虎锁 2 把

白虎锁位于大腿根部,腹股沟内侧端直下三寸大筋处左右各 1 把,分前、中、后三关。大筋为中锁,中锁前开一寸处为前锁,后开一寸处为后锁。按解剖位置分:白虎锁"前、中、后三关"分别指大腿前部肌肉群的缝匠肌(中段),内部肌肉群(内收肌与股薄肌),后部肌肉群(半腱肌和半膜肌)(图37)。

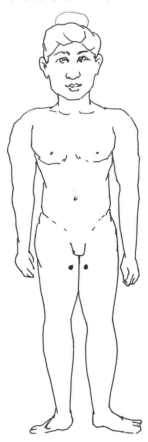

图 37　白虎锁

开锁方法：

开白虎锁时患者坐或卧皆可施术者面向患者，站丁字桩或马步桩，一只手握住患者小腿部或腘窝处，使患者大腿成外展姿势，另一只手在患者大腿根部用蝴蝶手法依次捏住大筋、上马、下马所属的肌肉组织，分别施用手法。白虎锁与返魂锁一样，锁中有锁，也有前中后三关，必须先开三关中的中锁（即大筋），依次再开前锁与后锁。

5. 总锁半把

总锁半把位于后阴之中点。如果前八把锁开不开，就开最后一个：总锁。总锁位于前后阴之中点，相当于会阴穴处，民间医生称之为"半把锁"（图38）。

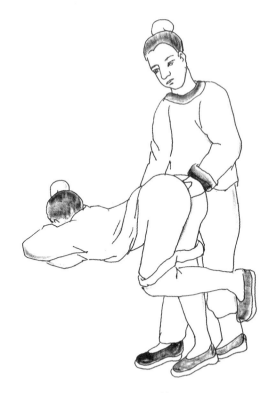

图38　总锁

开总锁采用示指掐法：

患者仰卧，术者站在患者右侧，右手掌放在患者下腹部关元穴处并向下按压，与此同时，用左手示指指肚于会阴穴处向内顶掐，缓慢用力到一定程度时维持 1~2 min 即可。

以上，就是九宫推拿过血术疗法中常说的"八把半锁"。

◆八把半锁理论原理

祖国医学理论认为，人之一身莫不由气血滋养，而气血之所以能在人体循环不息，主要是借助于经络循行，经络通行的要道一旦受阻，即锁闭，则气血运行失常，形成气滞血凝，引起疾病。气为血帅，血为气母。锁闭则气先闭，气不行则血凝。从现代医学观点看，昏厥病人则是由于全身微循环障碍造成。开锁实质上是开启气门，疏通微循环，气行则血行，经络得以疏通，则人体气血流畅，营卫调和，肌体正常功能得到恢复，就可达到治疗疾病的目的。一般开关都是与推拿同时进行，边推边开，推拿结合，直至病人复苏。无论闭证、癫证，只要病人开了口，肢体活动恢复了就算达到了目的，它标志着气血通道已开通，表示全身各锁已打开。

站桩有利用八把半锁启动，打开气血通道。

站桩充盈肾气：要把骨髓洗，先从站桩起。站桩是一种姿势，这种姿势能调动全身的气机，促进气血的流通。站桩的目的是要把自己身体的天与地站出来，清气上升为天，浊气下降为地。无极固根培元桩站久了，便能站出这种状态来。

看似一动不动地站在那里，头顶天，脚踏地，身体先有了根，体内的气才会自动地慢慢回归原位，该上升的上升，该下降的下降，清气上升，浊气下降，时间一长，身体就恢复到上虚下实的状态。这样，肾气才会得到充盈，整个人精力充沛，活力四射。刚开始站桩，有的人会觉得腿酸、腰酸，没关系，坚持下去。

◆站桩养生保健的基本机制

人老先由腿起。古人观大树虽凝然不动却根深蒂固、枝繁叶茂、生生不息，因仿而习站桩，且腿部有脾、胃、肝、胆、膀胱、肾、阴阳跷八条经脉，肾为先天之本，脾胃为后天之本、气血生化之源，肝藏血，阴阳跷主司下肢运动等功能。

　　站桩不但直接锻炼了腰腿力量与坚韧性,更间接激发相关内脏与经脉及经络循行部位及脏腑组织的生理功能,使人体摆脱疾病与亚健康状态,获得健康(无极培元桩在下册太和养生功中论述)。

第四章

▶ 太和养生功法

一 功法概论

　　太和养生功最早可追溯至黄老之术，已传承两千多年，秘而不宣，从未失传，它是呼吸运动、脊椎运动、经络运动、脏腑运动和睾丸(卵巢)运动的集合，其具有易筋骨、洗涤骨髓、净化血液的特点，同时也是最快打通任督二脉的一种修习方式，任督二脉通而百病不生。

　　修行人修个什么，无过精气神三宝而已。神为君，气为臣，精为民。故五贼侵而精神耗乱，五贼泯而国泰民安，则无治可以长久。先要外伏魔精，内安真性，炼精化气，炼气化神，炼神还虚，此是为万物归三，三归二，二归一，一归空，是为仙道逆行，英灵常存。如尘世间众生日用，则神化气，气化精，精化形，形化生万物；是一生二，二生三，三生万物，此乃人道顺行，有生有死，其生死皆在心之所欲也。

　　修行心要不取于相，面对一切世间境缘，内心不为所动，执着修炼，如龙之养珠，鸡之抱卵，螳螂之滚毬，蚌含明月，兔子怀胎，鳖之射影，犀之望星；功到则如禾之凝露，瓜之脱蒂，是神之运用。神者气之母，精者气之子，神气相抱，精自归源，凝结不散，即婴孩由父母之所生也。妙在存神于斯中，始得二气交感于黄庭，三华混一于元窍，圣胎成而真神蜕化，出离生死，超然成道。如此行持，百日筑基，三年小成，九年大成，修持不怠，自有妙验。故曰：工夫不到不方圆。有些修行之人，虽下苦功，未得真传，以致忘本逐末，盲修瞎炼,或执顽空,或泥幻相,何异于痴猫守于空窟,终不得其鼠也。

道本一理,法分三元,天元、地元、人元是也,天元曰上成大丹,尽性了命;人元是接命之初成,地元为服食之中成,天元为性之上成! 修行之人若不能充分的认识丹田,就像农民不会种地,叫花子讨米没带口袋一样尴尬和无明。不明丹田之所在就不明功法之所利。

千百年来,上、中、下三丹田、三玄关之说争论千年而并存,说明气功内炼确实存在着三条入门之道,下手修炼应结合自己的根基系统,"择其善者而从之"。无极子建议要先定位,主张对号入座"性命双修""先命后性",男性可以从下丹田为方便之门;女性宜从中丹田入手开始(动功、桩功为主,静功为辅),病痛状态者应先修习疗愈功法为主。

修行必以修心为主,心静则神定,神定则慧生,慧生则明道。修行之根为修心。"心主神明""心藏神"(识神)"心之官则思"心是人体的思维意识中枢。如挂在这儿的生物钟的钟摆一旦停摆,心脏即停止跳动,就寿终正寝。由此可见中丹田的重要性,非是一般。

性乃天道,神为人道。在天,性为体,主静;神为用,主动。在人,神为体,主静;气为用,主动。阴阳不测,妙用无方,变化无穷的天命元神,为了运转人这个生命巨大系统,便化形分身,派生出三万六千神或十万八千神(指神经系统和神经细胞等)来管理大大小小的具各种功能的脏腑经络四肢百骸。

人神中有三位主管之神颇为重要,即舍于肝的阳神"魂",主管人体心理方面功能;住于肺的阴神"魄",主管人体生理方面功能。这两位都是老黄牛,只管默默工作,从不抛头露面。喜欢抛头露面的是据之于心的心君"识神",主管处理外界人、事、物方面的诸多信息。

根据道家的研究,人的"人生观""宇宙观""禀性"等并非天赋,而系人为,是自己历劫以来生生世世积累起来的信息能量之惯性(业力)总汇而成,以识神形式潜藏于心内,成为心之中的气禀之性,人生观观主。这样一来,在这个复杂的生命系统中就存在着不同性质的两个"心",即赤条条来,赤条条去,静净无染,永不生灭的妙明真心(元神),和触景生情,见欲思迁,不辨真谬的攀缘妄心(识神)——这就是"心"的"双重结构或体用结构"。元神是体,识神为用。深层次的性功修持,就在于以"静、定、慧"的慧能冲洗干净蒙蔽在元神上的沙尘,恢复元神本有的光明净性,从而破迷为悟,转识成智而超凡入圣。古人称此为"心地法门,心上用功",化业为功力,变禀性为神性,令寿命钟正摆不停,直至气竭数尽,寿终正寝。

《列子·汤问篇》记载了古代名医扁鹊曾经做过的世界首例"换心"大手术。也说明了"心"神的功用。一个患者名叫鲁公扈,脸白肌瘦,然双目炯炯有神;另一位叫作赵齐婴,面黑体健,却智迷言僵。闻扁鹊医术超群,特来求治。扁鹊亲配麻药酒,令二人饮之,三日不省人事,经开胸剖腹,将二人之心交换移植,敷药缝合。二人醒后服药月余,功能上则相互取长补短,恢复健康,但却神志大变。鲁公扈径直走向赵齐婴家,时赵妻正在纺线,见进来一黑脸大汉,表情亲昵,吓得大叫,惊动四邻,将其扭送官府。而赵齐婴呢?却径往鲁家,演了一场同样的悲喜剧。到了官府之后,派人请来神医扁鹊,此事才得以圆满收场。

从仙道内丹术修习的实践证明,坚持修炼者可以逐渐恢复胸腺睾丸的内分泌功能,从而使人重返青春——返老还童因而成为可能。特别是女性练功,宜以中丹田作为入手意守之处和收功时引气归元之区。

现代社会工作压力、生活压力急剧增大,生活中大多数男性同胞,作为家里顶梁柱的他们往往忙着应酬、疲于奔命,在不知不觉中加速了衰老的步伐。很多人出现肾虚的症状。要及时察觉衰老的信号,积极调整生活方式,选择正确的修行方式,来延缓衰老速度。

◆举例:男性衰老标志如下。

1.尿线细而无力

很多人说,男性衰老是从前列腺开始的。临床中常见很多男性身体还很强壮,却出现尿频、尿急、尿痛、尿线细而无力、排尿淋漓不尽等排尿不适,这些都可能是前列腺发出的衰老警报。

支招:生活中不要憋尿,以防尿液毒素沉积直接伤害前列腺;避免性生活过度导致性器官和前列腺持续充血,减少患前列腺疾病风险;每天清洗包皮、阴囊等容易藏污纳垢的地方,保持局部清洁,以防有害细菌趁机而入侵袭前列腺;避免久坐,防止上半身重量长时间压迫前列腺,致使其血液循环不畅,增加患病概率。

2. 性生活后非常疲乏

研究表明,男性性爱最活跃的年龄段是 20~30 岁。20 岁时,多数男性体力好、恢复快,每天都可进行性生活,30 岁后可能减至一周 2~3 次,40 岁后则会降至每周 1~2 次。

除了性爱次数的减少,衰老还会让男人的私处发生很多变化,比如阴囊表皮变得松弛;敏感度降低,性冲动次数减少;勃起不举,性反应迟缓;精液量减少,性生活后非常疲乏。

支招:男性朋友出现上述表现时别急着购买"壮阳"药物,胡乱进补可能适得其反。

延缓性功能衰老可从以下几方面入手:①保持良好心态能减少心脏负荷,相当于给性器官上了"润滑油";②保持良好生活习惯,避免过度饮酒、长期熬夜等不良习惯,以防睾酮生成速度减慢,引起性腺激素分泌紊乱;③适当多吃韭菜、核桃、羊肉等有益性功能的食物。

3. 隔三岔五便秘

便秘是个常见问题,很多男性朋友根本不当回事,殊不知这是肠道衰老的开始。随着年龄的增长,人的肠道蠕动日渐变慢,肠道内的水分相对减少,本就容易便秘。

再加上很多男性朋友习惯久坐,很少运动,精神长期紧张,肠肌收缩力下降,就更易便秘。大量宿便存留在肠道里,毒素和垃圾无法及时排出,不仅导致肤色晦暗、斑痘丛生、口臭熏人,还会增加患结直肠癌的风险。

支招:为了应对肠道的衰老,男性朋友最好多喝白开水,滋润肠道;还要适当多吃粗粮、新鲜蔬果。

二 功法特点

凝聚真气——太和养生功的效验在于凝聚真气,能够把气聚于一点,凝固在命根之处,修成温煦的"命门真火",这就是功法的初步效验。

气血循督——把温煦的"丹田之火"提升上行就是气血循督,这温煦的气,是要通脉通关,也就是大周天小周天的循环,初开始时,血脉均是有阻碍的,修行人可以借着动功,先把脉结松散,以助气可通脉通关,畅行无阻,就是气血循督的效验。当"命门真火"促使气血循督,通脉通关,便产生了融化的作用,使周身骨骼皆柔软,这是慢慢转化的,慢慢变换,就是融功化气。融功化气功夫练得好,便可以使修炼者青春永驻,童颜鹤发,仙风道骨。这种功夫,有的称为脱胎换骨,有的称为返璞归真,而太和养生功就讲的是通关。修炼到完全成功的人,也就是全身之气无不通,周身全部通畅,没有一处闭塞,就是达到骨正筋柔,气血自流。大凡修炼者,专心一志的清心修炼,练精为气,练气化神,练神还虚,这是较模糊的说法。像精气皆化,形神皆妙,这是实修功夫圆满成就。太和养生功是内炼的功夫,完全运用元利之气,把真气通关通脉,变化筋骨,净化血液,身心洁净。就是把精炼成气,把气化为虚无之神,神变成智慧之光,达到"脏腑平衡,百病不生,身体幸福,家庭和谐,情体愉悦,智体通达"的生存状态。

三 功前必读

1.牢记师父指点

朱熹学富五车,可是一部《周易参同契》研究了半辈子还是不得其门而入。《周易参同契》:"书中若有学道法,满街皆是大罗仙"。又说:"假传万卷书,真传一句话"。修道典籍虽然多如烟海,堆积如山,但想要从书中了解气功却是相当困难的事情。又说:"阅尽丹经千万篇,末后一着无人言。"未经他人点破,道书读再多遍，还是无法了解古人所说的那些抽象文字的真正含义。此外，最令人遗憾的是，气功还有一些口传心授、不笔于书的"心法"，这些心法往往是修炼气功的关键之处。所谓"江湖一点诀"，师父说出诀窍之后，听者方才恍然大悟，但是单凭自己研读，一辈子也不得究竟。

2. 勤学苦练

捧着书籍练功，就像盲人骑瞎马，险象环生。

3. 秘诀很少

古人自家门派苦心研创的功法如果被别人学走，就像现代企业视为机密的程序、软件被盗用一样，绝对是无法忍受的。因此，各门派的秘诀都是保密到家，只传少数弟子，或者只传男不传女，如此一来，经过漫长的岁月，人事变迁，有些秘诀就失传了。

4. 理解丹轮

为什么丹轮（穴位）会呈旋涡状呢？因为它一直在旋转，天地的能量都是不断的呈圆形运转的，人体的穴道唯有圆形运转时才能与天地的能量相应，才能吸收、储存能量。一个装满水的水槽放水时，水会以顺时针方向旋转出现漩涡，其产生的吸力就会将水向下排出。气与水的运作原理相同。

人的身体在胎儿、婴儿时期，身上的许多穴位仍不断地在旋转吸气，人的头发呈漩涡状，手指头、脚趾头都有圆形的指纹，都是由于这些部位不断旋转进气造成的现象。

5. 养生功的三元件

太和养生功之导引术的三元件最初都是由"呼吸吐纳"开始的，也就是先将气吸入丹田，这个初步功法一共包含了三个元件：一是修炼的材料——气，二是修炼的部位——命门，三是修炼的动作——呼吸，若把这三个元件换作工业的眼光来看，气是原料，命门是工厂、呼吸是进料过程。这三个元件看似简单，但能解其真义的人并不多。

6. 研读《黄庭内景经》

道家经典《黄庭内景经》说："仙人道士非有神，积精累气以为真"。修道炼气的用意，就是直接吸收天地间的能量加以积蓄、储藏,并经过修炼让它产生变化,以增益优化我们的形体和精神。

◆附:黄庭内景经

上清章第一

上清紫霞虚皇前,太上大道玉晨君,闲居蕊珠作七言,散化五形变万神。是为黄庭曰内篇,琴心三叠舞胎仙,九气映明出霄间,神盖童子生紫烟。是曰玉书可精研,咏之万过升三天,千灾以消百病痊,不惮虎狼之凶残,亦以却老年永延。

上有章第二

上有魂灵下关元,左为少阳右太阴,后有密户前生门。出日入月呼吸存,元气所合列宿分,紫烟上下三素云,灌溉五华植灵根,七液洞流冲庐间。回紫抱黄入丹田,幽室内明照阳门。

口为章第三

口为玉池太和官,漱咽灵液灾不干,体生光华气香兰,却灭百邪玉炼颜。审能修之登广寒,昼夜不寐乃成真,雷鸣电激神泯泯。

黄庭章第四

黄庭内人服锦衣,紫华飞裙云气罗,丹青绿条翠灵柯,七蕤玉龠闭两扉,重扇金阙密枢机,玄泉幽阙高崔巍,三田之中精气微,娇女窈窕翳霄晖,重堂焕焕明八威,天庭地关列斧斤,灵台盘固永不衰。

中池章第五

中池内神服赤珠,丹锦云袍带虎符,横津三寸灵所居,隐芝翳郁自相扶。

天中章第六

天中之岳精谨修,云宅既清玉帝游,通利道路无终休,眉号华盖覆明珠,九幽日月洞空无,宅中有真常衣丹。审能见之无疾患,赤珠灵裙华茜粲,舌下隐玄生死岸,出青入玄二气焕,子若遇之升天汉。

至道章第七

至道不烦诀存真,泥丸百节皆有神。发神苍华字太元,脑神精根字泥丸,眼神明上字英玄,鼻神玉垒字灵坚,耳神空闲字幽田,舌神通命字正伦,齿神峨峰字罗千。一面之神宗泥丸,泥丸九真皆有房,方圆一寸处此中,内服紫衣飞罗裳,但思一部寿无穷,非各别住俱脑中,列位次坐向外方,所存在心自相当。

心神章第八

心神丹元字守灵,肺神皓华字虚成,肝神龙烟字台明,翳郁导烟主浊清,肾神玄冥字育婴,脾神常在字魂停,胆神龙曜字威明。六腑五脏神体精,皆在心内运天经,昼夜存之自长生。

肺部间第九

肺部之官似华盖,下有童子坐玉阙,七元之子主调气,外应中岳鼻脐位,素锦衣裳黄云带。喘息呼吸体不快,急存白元和六气,神仙久视无灾害,用之不已形不滞。

心部章第十

心部之官莲含华,下有童子丹元家,主适寒热荣卫和。丹锦飞裳披玉罗,金铃朱带坐婆娑。调血理命身不枯,外应口舌吐五华,临绝呼之亦登苏,久久行之飞太霞。

肝部章第十一

肝部之中翠重里,下有青童神公子,主诸关镜聪明始,青锦披裳佩玉铃。和制魂魄津液平,外应眼目日月清,百疗所钟存无英,同用七日自充盈,垂绝念神死复生,摄魂还魄永无倾。

肾部章第十二

肾部之宫玄阙圜,中有童子冥上玄,主诸六府九液源,外应两耳百液津,苍锦云衣舞龙潘,上致的霞日月烟,百病千灾急当存,两部水王对生门,使人长生升九天。

脾部章第十三

脾部之官属戊巳,中有明童黄裳里,消谷散气摄牙齿,是为太仓两明童,坐在金合城九重,方圆一寸命门中,主调百谷五朱香,辟却虚羸无病伤,外应尺宅气色芳,光华所生以表明,黄锦玉衣带虎章,注念三老子轻翔,长生高仙远死殃。

胆部章第十四

胆部之宫六府精,中有童子曜威明,雷电八振扬玉旌,龙旗横天掷火铃,主诸气力摄虎兵,外应眼童鼻柱间,脑发相扶亦俱鲜,九色锦衣绿华裙,佩金带玉龙虎文,能存成明乘庆云,役使万神朝三元。

脾长章第十五

脾长一尺掩太仓,中部老君冶明堂,厥字灵元名混康,治人百病消谷粮,黄衣紫带龙虎章,长枯益命赖君王,三呼我名神自通,三老同坐各有朋,或精或胎别执方,桃孩合延生华芒,男女徊尤有桃康,道父道母对相望,师父师母丹玄乡,可用存思登虚空,殊途一会归要终,闭塞三关握固停,含漱金醴吞玉英,遂至不饥三虫亡,心意常和致欣昌,五岳之云气彭亨,保灌玉庐以自偿,五形完坚无灾殃。

上睹章第十六

上睹三元如连珠,落落明景照九隅,五灵夜烛焕八区,子存内皇与我游,身披风衣衔虎符,一至不久升虚无,方寸之中念深藏,不方不圆闭牖窗,三神还精老方壮,魂魄内守不争竞,神生腹中衔宝玉,灵注幽阙那得丧,琳条万寻可荫仗,三魂自宁帝书命。

灵台章第十七

灵台郁蔼望黄野,三寸异室有上下,间阙营卫高玄受,洞房紫极灵门户,是昔太上告我者,左神公子发神语,右有白元并立外,明堂金匮玉房间,上清其人当吾前,黄裳子丹气频烦,借问何在两眉端,内侠日月列宿陈,七曜九元冠生门。

三关章第十八

三关之中精气深,九微之内幽且阴,口为天关精神机,足为地关生命靡,手为人关把盛衰。

若得章第十九

若得三官存玄丹,太一流珠安昆仑,重重楼阁十二环,自高自下皆真人,玉堂绛字尽玄官,璇玑玉衡色兰芊,瞻望童子坐盘恒,问谁家子在我身,此人可去入泥龙,千千百百自相连,一一十十似重山,云仪五华侠耳门,赤帝黄老与己魂,三真挟胥共房津,五斗焕明是七元,日月飞行六合间,帝乡天中地户端,面部魂神绵相存。

呼吸章第二十

呼吸元气以求仙,仙公公子已可前,朱鸟吐缩白石源,结精育胞化生身,留胎止精可长生,三气右徊九道明,正一含华乃充盈,遥望一心如罗星,金室之下可不倾,延我白首反孩婴。

琼室章第二十一

琼室之中太素集,泥九夫人当中立,长谷玄乡绕郊邑,六龙散飞难分别,长生至慎房中急,何为死作令神泣,忽之祸乡三灵及,但当吸气录子精,寸田尺宅可治生,若当决海百渎倾,叶去树枯失青青,气亡液漏非已形,专闭御景乃长宁,保我泥龙三奇灵,恬淡闭视内自明,物物不干泰而平,慝矣匪事老复丁,思咏玉书太上清。

常念章第二十二

常念三房相通达,洞得视见无内外,存漱五牙不饥渴,神华执巾六丁谒,急守精室勿妄泄,闭而宝之可长活,起自形中初不阔,三官近在易隐括,虚无寂寂空中素,使形如是不当污,九室正虚神明舍,存思百念视节度,六府修治勿令故,行自翱翔入天路。

治生章第二十三

治生之道了不烦,但修洞玄与玉篇,兼行形中八景神,二十四真出自然,高拱无为魂魄安,清静神见与我言,安在紫房帏幔间,立坐室外三五玄,烧香接手玉华前,共入太室璇玑门,高研恬淡道之园,内神密盼尽睹真,真人在己莫问邻,何处远索示因缘。

隐影章第二十四

隐影藏形与世殊,含气养精口如朱,带执性命守虚无,名大上清死录除,三神之乐由隐居,倏欻游遨无遗忧,羽服一整八风驱,控驾三素乘晨霞,金辇正立从玉舆,何不登山诵我书,郁郁窈窈真人墟,入山何难故踌躇。人间纷纷臭帤如。

五行章第二十五

五行相推反归一,三五合气九九节,可用隐地回八术,伏牛幽阙罗品列,三明出华生死际,洞房灵象斗日月,父曰泥丸母雌一,三光焕照入子室,能存玄真万事毕,一身精神不可失。

高奔章第二十六

高奔日月吾上道,郁仪结璘善相保,乃见玉清虚无老,可以回颜填血脑,口衔灵芒携五皇,腰带虎录佩金当,驾欻接生宴东蒙。

玄元章第二十七

玄元上一魂魄炼,一之为物巨卒见,须得至真始顾盼,至忌死气诸秽贱,六神合集虚中宴,结珠固精养神根,玉匙金钥常完坚,闭口屈舌食胎津,使我逯炼获飞仙。

仙人章第二十八

仙人道士非有神,积精累气以为真,黄童妙音难可闻,玉书绛简赤舟文。字曰真人巾金巾,负甲持符开七门,火兵符图备灵关,前昂后卑高下陈,执剑百丈舞锦幡,十绝盘空扇纷纭,火铃冠霄坠落烟,安在黄阙两眉间,此非枝叶实是根。

紫清章第二十九

紫清上皇大道君,太玄太和侠侍端,化生万物使我仙,飞升十天驾玉轮,昼夜七日思勿眠,子能行此可长存,积功成炼非自然,是由精诚亦由专,内守坚固真之真,虚中恬淡自致神。

百谷章第三十

百谷之实土地精,五味外美邪魔腥,臭乱神明胎气零,那从返老得还婴,三魂忽忽魄糜倾,何不食气太和精,故能不死大黄宁。

心典章第三十一

心典一体五藏王,动静念之道德行,清洁善气自明光,坐起吾俱共栋梁,昼日曜景暮闭藏,通利华精调阴阳。

经历章第三十二

经历六合隐卯酉,两肾之神主延寿,转降适斗藏初九,知雄守雌可无老,知白见黑急坐守。

肝气章第三十三

肝气都勃清且长,罗列六府生三光,心精意专内不倾,上合三焦下玉浆,玄液云行去臭香,治荡发齿炼正方,取津玄府大明堂,下溉喉咙神明通,坐待华盖游贵京,飘摇三帝席清凉,五色云气纷青葱,闭日内眄自相望,使心诸神还相崇,七玄英华开命门,通利天道存玄根,百二十年犹可还,过此守道诚独难,唯待九转入琼丹,要复精思存七元,日月之华救老残,肝气周流终无端。

肺之章第三十四

肺之为气三焦起,视听幽冥候童子,调理五华精发齿,三十六咽玉池里,开通百脉血液始,颜色生光金玉泽,齿坚发黑不知白,存此真神勿落落,当忆此官有座席,众神合会转相索。

隐我章第三十五

隐藏羽盖看天舍,朝拜太阳乐相呼,明神八威正辟邪,脾神还归是胃家,耽养灵根不复枯,闭塞命门保玉都,万神方胙寿有余,是谓脾建在中宫,五脏六腑神明王,上合天门大明堂,守雌存雄顶三光,外方内圆神在中,通利血脉五脏丰,骨青筋赤髓如霜,脾救七窍去不祥,日月列布设阴阳,两神相会化玉浆,淡然无味天人粮,子丹进馔肴正黄,乃曰琅膏及玉霜,太上隐环太素琼,溉益八液肾受精,伏于太阴见我形,扬风三玄出始青,恍惚之间至清灵,坐于飚台见赤生,逸域熙真养华荣,内盼沉默炼五形,三气徘徊得神明,隐龙遁芝云琅英,可以充饥使万灵,上盖玄玄下虎章。

沐浴章第三十六

沐浴盛洁弃肥薰,入室东向诵玉篇,约得万遍义自鲜,散发无欲以长存,五味皆至正气还,夷心寂闷勿烦冤,过数已华体神精,黄华玉女告子情,真人既至使六丁,即授隐芝大洞经,十读四拜朝太上,先谒太帝后北向,黄庭内经玉书畅,授者曰师受者盟,云锦风罗金钮缠,以代割发肌肤金,携手登山敫液丹,金书玉景乃可宣,传得可授告三官,勿令七祖受冥患,太上微言致神仙,不死之道此真文。

7. 练气不得当,会带来麻烦

练气的人有个共同的经验,就是长期将气带入命门,命门就会发热。丹田发热的初期,只觉得全身比较暖和,非常舒服。但练功日久,或练得太勤,慢慢就开始感觉身体开始"上火"。这就是元阳积累太多产生的现象。所谓上火,就是火气浮动上升,空气加热会膨胀,气的性质就轻而上浮,何况是火气? 举例而言,热气球重达几百斤能升空,就是利用热力将它推上天空的。练习扎马步的人,马步站久了腿部常有似火烧的感觉,即是大量元阳灌注腿部的现象。

8. 穴道具有时效性

穴道(穴位)是人体气血、能量的汇流处,也是人体与外界能量沟通的出入口,成人的穴位大都已经退化,必须修炼才能再次活化,而且穴位过久不练还会封闭失效。

9. 注意气路

练习呼吸吐纳时,一般师父都会教学者"眼观鼻、鼻观心、心观丹田",因为要把空气中的元阳带入丹田,练功初期不容易找到行气的路径,所以先在任脉上先设点,眼观鼻、鼻观心、心观丹田,这眼、鼻、心、丹田就是点。因为观要用心去观,经常用心依照顺序去观这四个点,久而久之就在任脉上串成一条线,变成气习惯通行的一条道路。

科学家也发现,长期坚持呼吸吐纳的人,在身体前边中线处会形成一条"兴奋带",它会形成一条由上而下通往丹田的"气路",这个兴奋带的电位明显高于其他部位的皮肤,其原因就是这条通路上经常有气通过,附近的细胞不断充电的缘故。

10. 用心用意

此心不是一个脏器,而是一个可以任意游动的能量团。心属火,凡是心专注之处,都是火力所到之处,如道家秘法三昧真火即是此理,用心则有火,用意则无火,记心和意。

气是开窍的能量,但必须有心指定目标去守窍,才能让窍穴打开。

11. 潮涨潮落是规律

练习功夫有高潮和低潮,有时觉得气很强,有时觉得气很弱,就像涨潮和退潮一样,在练功过程中,气的消长会有周期性的潮汐波动,这是正常现象。

12. 积气养命

很多人都是出气多,进气少,所以气会亏损;因为人可以夺天地之正气,在根源不固、精竭气弱时,身体的气反被天地所夺。老子说:道生一、一生二、二生三、三生万物。道是宇宙本体,本体为无极,无极动而生太极,这就是道生一。一生二就是太极生两仪,因为太极动而生阳。

天地创生的程序是:虚化神、神化气、气化精、精化形,这是"由无到有"的过程。老子也说"天地万物生于有,有生于无"。同样指出万物创生起源于无,无就是无极。什么叫作有?有就是"二生三"的三。

13. 深刻领会体阴而用阳

例如,阴茎为什么会硬?一般人认为,阴茎会硬是因为充血的关系,但是气球、轮胎灌水进去并不会硬,必须充气进去才会硬。因为水灌满了不能加压,气灌满了却还可以不断加压,压力越高,装气的容器就越绷紧,从而产生硬度。男人勃起时,运气能够增加硬度,但运血不能增加硬度。一个人身体的血液并不会突然减少,但气不来,血也不来。所以阳痿最主要的原因是气没有充分供应。阴茎勃起时,不但会变硬,而且会发烫,这些现象都符合含有动能、热能的精气大量聚集的效应。

14. 不能纵欲

规劝众人不要纵欲的顺口溜:"二八佳人体如酥,腰悬利剑斩愚夫;明里不见人头落,暗地使君骨髓枯"。"二十切忌连连,三十不宜天天,四十教堂会面,五十如付房钱,六十只能拜年,七十解甲归田。"

15. 吸气以养精

这句话即明确指出,练功的第一个步骤就是吸入后天之气用以养精,精是气养出来的,炼化出来的。练功初期先利用呼吸吐纳吸气入丹田,等待丹田发热,即为积气有成的现象,然后可以进行练气化精的工程。

16. "东家男,西家女"

阳就是东家男,阴就是西家女。正确的练功方法是先炼阴,阴足阳自来。西家女自然会吸引东家男来追求,男女就会在命门这个洞房里结婚、交媾、生育。

17. 火入水乡

人们用心带气进入丹田,心和气都有火,古修道家形容这个过程叫"火入水乡",因为命门也叫阴海,水火相交则生精,就像蒸汽机的原理一样,就会产生热能和动能,人们在丹田里把气化成精之后,它就成为经脉里运行的动力。

18. 通经脉

武术家所说的打通经脉,用的就是精气,所有气脉的入口都在命门,人们在丹田施压,精气便循着气脉通往全身,推动淤积在气脉里的脏气、毒素,让它向前流动而排出。所谓"气盛脉则通,脉通穴则开","一窍通则百窍通,大关通则百关通"。如果丹田的精气压力够强,不但气脉的主干线可以打通,假以时日,也能进一步打通中型、小型以至微型的气脉,一旦打通了全身经脉及穴道,就可以达到"脱胎换骨"的境界。

19. 气的循行路线

眼观鼻,鼻观心,心观丹田的方法建立气的行走路线。一般人练气一段时间后,就会觉得额头和鼻子附近重重的,麻麻的,痒痒的,原因是气被鼻子吸进来之后,会先进入鼻腔,鼻腔里的黏膜及绒毛有聚电的作用,当人们用心感觉气由鼻腔进入的时候,就会激发鼻腔吸取空气中的能量,所以呼吸吐纳一段时间后,额头及鼻子附近先有气感。如果气要往下走,就要做到下鹊桥,过重楼。因为嘴巴是分开的,气走到这里路径就被截断了。人们必须搭鹊桥好让气通过,方法是舌抵上腭,把舌头卷起来卷到上颚的天池穴的凹洞里,舌抵上腭目的就在于接通任督二脉。婴儿在娘胎里就是舌抵上腭的,所以婴儿刚出生的时候,妇产科医生要用手指把上卷的舌头勾出来,而且婴儿是用胎息呼吸。舌抵上腭时舌尖就会接到气,之后气传到舌根,通过舌头下边的玄膺穴下降,顺着气管下十二重楼,气降到胸部以后,还要将它理为一束,通过心窝处的狭小通道,将气送交肚脐再送往丹田,这个流程才是以心带气行走任脉的正确功法。

20. 扎马步时重心下移,用的是"重力法"

只有脚部用劲,上身放轻松,下肢的气脉逐渐打开,气就会由上往下流动入地。日久功深,身上的气就会与地气结合在一起,下盘就会变得非常稳固,下盘稳固,上半身使力才有支点。比如太极拳桩步走拳,用意都在导气下行。双脚有力腰骨才会强壮,"不怕人老,只怕腰老"。

21. 灵台与阴窍

人身上下各有一个穴道接天接地,接天的穴位叫灵台,接地的穴位叫阴窍。如果将人身比喻一个电瓶,灵台和阴窍就是接通天地能量的两个插头。人出生不久这两个穴位就闭塞了,所以要重新"开窍"才能利用。接天要开灵台,接地要开阴窍,这是修行过程中两大非常重要的穴窍。

阴窍是练气修行的一个最重要的穴位。阴窍又叫生死窍,复命关,为人身奇经八脉之总根,上通天谷穴,下联涌泉穴,是精气运转的转运站。阴窍一通,百脉皆通。阴窍又称之为十二圆觉。什么意思呢?连通地支十二龙脉,与灵台连通十天干光电相互呼应。

22. 练气与养形

《庄子》云:"吐故纳新,熊经鸟伸,为寿而已。"在练气的阶段,因为主要的功法是呼吸吐纳,在呼吸之间,经由一开一合,一升一降的阴阳相对运动,累积集结在丹田里的气便因锻炼逐渐产生变化,这时,我们就可以采取导引的动作,引导丹田气沿着气脉散布到筋骨皮肉、五脏六腑以至于全身。因此,练气的初步功夫就是利用呼吸吐纳加上肢体动作的导引,一方面练气,一方面强壮筋骨皮肉,这就是"养形"。

23. 练功八触

练功八触:"痛、痒、冷、暖、轻、重、涩、滑。"痛表示气通不过,血也不通过;痒表示气走皮肤或正在排毒;冷暖表示气的阴阳水火偏盛。涩滑表示行气通畅的程度。

俗话说:有意练功,无意成功。练功要有持之以恒的恒心和耐心,终有一天在无意之间将功夫练成。

24. 练气与美容

女子练气效果更好,男子三年小成,女子一年即可。男子气穴在丹田,女子气穴在膻中。现代女性争求玻尿酸、羊胎素及其他成分保养品来美容,大都只有短暂的效果,身体的本能并没有改善。唯有练气,女性皮肤才有自然美丽的光泽,才能留住青春与健康。

坐而谈不如走而行,光讲理论没有实修终究还是落空。古人理论已经谈的够多了。

25. 气充于内而力贯于外

每个人在使用力量的那一瞬间,发力击打某物或人,都会紧绷小腹,控制呼吸,这样做的功用就在于把丹田中的气灌注到筋骨皮肉中来。如果小腹放松,任由呼吸出入,就会有使不出来力的感觉。丹田是精气的供养中心,所以力气的操持中心在丹田。才可以气充于内,而力贯于外。

26.“练身”和“练体”的区别

美国慢跑老将菲克斯在 1978 年写了一本书《跑步全书》非常畅销,他成为一名慢跑专家,很注重“体”的锻炼。但是几年之后,他跑步时昏厥,心脏病突发而亡。让全世界慢跑者心中打了一个大大的问号。运动猝死的案例太多,美国每年有 7 到 8 万人死于运动。运动猝死大都和心血管方面有缺陷有关。而数据表明大多数的寿星都注重内在的静养和练“身”能使内脏坚实的传统训练方法。

27.生精补漏

练功时为什么舌抵上腭? 这是生精补漏的方法,是由后天返先天的方法。舌根处有两穴,左为金津穴,右为玉液穴。舌抵上腭时津液会迅速生长,口中的津液满时,要吞下。在吞咽口水时舌尖要用力顶在上腭之上,颈部的韧带、肌肉要用力绷紧,同时把胸部、腹部的肌肉绷紧、收缩,收缩关元穴与前阴等肌肉,一直收缩到睾丸。前阴要回抽,同时用意识把这口津液送到睾丸里,这才是完整的吞下津液。此津液最易生成阳精(精足则气足,气足神必旺)。

如果不知此诀,只知舌抵上腭,津液吞下即入胃里,不起作用。津液(就是口水,在修炼中出现的口水叫琼浆玉液)是练功的重要原料。把口水吞下时一定要用意识导引,路经胸腺到肾上腺,一直到前列腺入睾丸(女性入子宫与卵巢内)。吞口水时,是气与意识在润泽各腺体,这些腺体受到润泽与刺激后,就会快速分泌激素,促进精液的生成。

在生活中经常把舌抵在上腭处,平时有口水时要把口水吞下,吞口水时舌不能离开上腭。古人有句话讲“口开神气散,舌张是非生”这句话的奥妙就在这里。只有舌抵在上腭处,才是人们说的 24 h 都在练功。晚上睡觉时舌头也顶在上腭处就是 24 h 练功。所谓静功中的入静去除杂念,就是在等口水、等消息,也是为了给睾丸输送能量。

四 功前须知

在修习过程中,身体会出现不同的生理或者心理的反应,如何对待这些现象? 笔者撰文特说之。修炼,要有信道、学道、成道与宏道的观念,相信能祛除自己的慢性病,能保健自己的健康,能返老还童,青春再来。同修要善于辨证练功过程中出现的各种动触现象。凡是气脉流注,周遍全身,所产生的热、凉、麻、酸、震、跳、抖、肿、胀等,都是炼功过程中的必然现象。而这些现象是象征气脉的运行与疾病搏斗的现象,必须把这一切看作事理所当然,而平淡视之,不可自生恐惧心理而停功。在各种动触产生的时候,自行辨证体会,热就让它热,麻就让它麻,抖就让它抖,一切的一切,都给它来个不理不睬,不闻不见(上述现象都是沿途风光,切忌不可执着沿途风光),一心一意,集中念头,照着师传去练功。亦不可贪功冒进,功到自然成。

问:修习太和养生功吊腰"坠"字诀功夫,刚开始修习自我感觉显着,慢慢地就感觉不如开始了,怎么回事?

答:练功要有恒心,持之以恒,初炼太和养生功可计日见功,每天都有显着的感受。

一般最显着的感觉是:眼睛明亮视力好,睡眠好,走路轻快,精神头足,中老年人不需要午睡了……这些是"动触"见效的现象。当行功百日后,则无初炼那样显着的反应,这是惯性,不可因而停功。其实这恰恰说明身体逐渐好转,因而反应程度就会相应的减低。这等于你练功程度的深浅,与动触的感觉成反比的道理一样。身体越好,反应越低。就像水渠通畅,流水永远不会泛滥。也就感觉不到泛滥的凶猛。体内气机亦是如此。

问:炼吊腰"坠"字诀偶尔出现乏力是怎么回事?

答:一个身体还不错的人,在修习吊腰"坠"字诀功法的过程中,偶或有全身乏力、困倦而懒洋洋的现象发生,这属于换力的过渡反应。一旦等到浮力去掉,则真力自会产生。这种真力才是本性所潜藏的真实力量,到老不会衰退。

问:性能力正常的人,修习后突然不举了,怎么回事?

答:练功之前性能力还算正常,在修习吊腰坠字诀过程中,会偶尔有生殖器不举而发生坐怀不乱的反应。这是在炼气时内在气机发动逆转上行之一种通关任督二脉的应有好现象。待修习九九八十一天之后,性能力逐渐恢复正常,而且是以后一天比一天强,所以不必惊慌。

问:炼功之后有什么好转反应?

答:有以下十种。

(1)酸性体质之好转反应:修炼(吊腰)之后6~8次,酸性体质身体反应:困乏(白天)、肌疲、打哈欠、口干舌燥、屁多。继续垂吊8~10次之后,逐步开始精力充沛,充满力量。

(2)肺功能不佳之好转反应:肺功能不好(气喘/鼻炎)者修炼吐纳和吊腰之后,身体反应如下。

咳嗽、多痰、鼻痒、鼻涕黏液增多(会轻微气喘反应,过后排出鼻涕涕黑灰色浓痰)。

(3)妇科病女子修炼之好转反应。经期短暂混乱(或早或晚)、下体白带增多、偶尔瘙痒、下体分泌物增加。

(4)青光眼/白内障/泪腺堵塞之好转反应。修炼吐纳之后,流眼泪。

(5)身体有暗伤/旧伤之好转反应。患部会有酸痛和疼痛的感觉,老病根翻出来(翻病)。

(6)脑神经衰弱修炼之好转反应。吊腰1~3次之后,不仅不能正常按时入睡,反而出现兴奋现象。

(7)高血压/血脂稠之好转反应。修吐纳之后,头部会有重重的眩晕感,头懵头晕。

(8)胃部病患之好转反应。胃不好,修炼之后胸口闷、胃炽热以及轻微腹泻。胃溃疡,修炼之后腹部有轻微疼痛、胀气打嗝。

（9）肝脏病/肝硬化之好转反应。吊腰3～5次之后，易发生皮肤痒或有红疹出现，口臭，耳鸣，疲倦，想呕吐，口干舌燥。

（10）肾脏病之好转反应。垂吊3～7次之后，肾脏部位疼痛，尿液颜色混浊，颜色重，尿骚味重。

受伤防治吊腰前须知：

修炼太和养生功只要按照师傅口传心授法决修习，根本就不会出现问题，出现受伤现象的大多不解真法，心思机巧、不循规蹈矩、妄想一步登天才会受伤，在吊腰环节，必须有师傅或修习多年的师兄在场，不能妄加修炼，以免出现不可挽救的后果，切记！切记！！！

五　主要功法介绍与修炼

世上修身之法多如牛毛，天花乱坠，玄之又玄，可很多同修炼了几年甚至十几年也只是触摸一点皮毛，或者得不到说的那种玄之又玄的功夫，想达到延年益寿更是难上加难。这是因为很多功夫里边没有真功，没有真诀。太和养生功筑基的功夫就是真功，前阴吸气就是真药。想健康长寿必须先强根，就是身体各部位综合运动的结果，就是大脑内部的运动、鼻子和肛门的运动、内脏的运动、双乳的运动、卵巢的运动、睾丸与生殖器的运动、阴道的运动、两肾的运动、尾骨的运动、呼吸与机体的运动、意识的运动等的结合。只有把这些器官真正的弄明白了，运动起来才是真正的养生之道。只有修炼过太和养生功之后，你才能知道什么是真正的修炼。学无止境，而身心性命之学更是"深似海"，笔者在修行之路上道行根基尚浅，实仅略窥堂奥而已，难免有"词不达意"之言请方家指正，以便修改提高。

太和养生功修习九大环节：吐纳导引，点穴，吊腰，伸筋，拔骨，实腹，腾膜，行功收工。下面介绍太和养生功部分功法与修炼方法。

(一)吊腰三节

1. 百日筑基

入门即进入百日筑基法的修炼。很多功法里边,真正的百日筑基的功夫,是不轻易外传的,因为百日筑基是固精术、是勒阳关的练法,是采药归炉、炼精化气的法门。严格来说,只有未来掌门人才能学到,就算如此,师傅也不会轻易全部都教。百日筑基之后,必须达到前阴动气才可以。

过了挂裆(吊腰),太和养生功才算入门。第一步炼的就是睾丸(女性是卵巢、子宫),第二步练的就是生殖器(潜龙),把生殖器练的能采气,炼气归双肾。双肾就是所谓的"阴阳鱼"。阴阳鱼旋转才出现丹田气。阴阳鱼如何旋转,就是通过炼气。气机萌动,"中气以为和",阴阳鱼转动,丹田火发,此气通过吐纳、肢体动作相配合。呼吸深长有力进入丹田,继而至前阴。

一定要把呼吸抓住,抓住呼吸,才能把握生命。否则就是空炼,效果甚微。

锻炼呼吸必须把呼吸和心、意相互结合,呼吸和心、意相结合了,才能把能量调动为己所用。呼吸是整个宇宙的高能量营养,没有呼吸一切都不存在。

切忌:

(1)冲关之后要回头固关,逐渐攀登至关点。固关的意思是固精关,固阳关。

(2)古人修行,有个时间度,低于这个时间度,说明有问题;超过这个时间度,也是有问题。

(3)此关修炼,要下"苦"功夫,勤练,主动去炼。过了此"苦"关,才会尝到甜。

(4)心态方面,积极面对,而不是畏缩,懈怠。

(5)练功首先是相信自己。诚是入道之门,恒乃见效之本。

(6)修炼方法娴熟、游刃有余、体会到享受之余,方可进入下一步的修炼。

(7)切忌贪功冒进,久病不可速成,积弊不可顿除。

（8）禁欲、做到不漏丹（漏精）（禁欲时间师傅会有交代）。

备注：具体练功注意事项以及身心变化，请参考《太和养生功修炼注意事项》。

总结：入门修炼炼的是任脉——下丹田——前阴采气。

2. 铸剑强龙

本质来讲，太和养生功一段修炼称之为练就一身"松胶之体"，通督的学问称之为"开关展窍"。何为松胶之体？这是比喻的说法。比喻经络畅通、关节松活、筋骨绵韧、气足血足，是非常重要的入手功夫。松胶之体是开关展窍的前提和基础，固精养血更是开关展窍的物质保障。开关展窍关怎么开？窍怎么展？均依赖气血周流才能使开关展窍。若精不足血不足气不足，则难以开关展窍。

如果说入门修炼的是丹田（气海：卫气的海洋，力的中心）。接下来修炼的重心往下转移了，移到什么地方？都在"海底"。古人云：命在海底，性在天边。所谓"海底"就是海底轮，就是阴蹻。海底轮是一切生命源泉。激活阴蹻，为下一步开发海底，挖掘人体性能量打下坚实的基础，通督才有能量。故：炼阴蹻是为通督打基础，为开关展窍做准备。开关展窍，要找到这些关和窍。简单来说即三关九窍。三关即督脉的三个气机发生变化的关口。尾闾——命门；命门——夹脊；夹脊——玉枕。此为三关。九窍：尾闾窍、夹脊窍、玉枕窍、阳窍、泥丸、意窍、膻中窍、下丹田、阴蹻。

通督即逼气缘督而行。要逆行缘上，称之为闯三关。通督需要能量，能量不足，根本不可能盗机逆用。故重关（中关）修炼就是为了积攒更多的能量（精气神）。其实人们的身体就好比一个火箭发射的发射架，脊柱中枢就是火箭发射的通道。储存在丹田和阴蹻里的精气神就是火箭腾空的火药，点燃引爆之后，会有一股强大的能量把我们推入太空。

如何积攒更多的火药（精气神三宝）？就需要通过一些方法来打通、来激活。

首先，再次给丹田增补能量，通过太和养生功生发元气、培育真气。通过修炼生精秘术，使之精满气足；通过铸剑强龙术，锁阳固精，使之不泄。通过东家男西家女吐纳术，激活阴蹻和丹田。阴蹻起火,敲开海底。丹田为炉,阴蹻为鼓风机等;通过重复锻炼丹田——生殖器——阴蹻三点一线,积攒更多更充足的能量。

一旦上述能量激活,就可以尝试着缘督而行了。或真气积久,其窍自开。

注意:①此关修炼要注意凝神定息,加强静功夫动静结合。②做到阴蹻"炉中火发,热如滚汤",用真意引导至丹田。③节欲,最好禁欲,不漏精。

3.缘督而行

待丹田发热、阴蹻激活、尾闾有觉,可尝试通督。

炼任脉丹田,用乾卦,由阳转阴。坤卦修炼的是督脉,是通周天之象,坤卦的初爻是"履霜、坚冰至"。就是说在修炼督脉的景象时,要小心谨慎用功,否则,会有变化。如果用功不慎就会把肾气激发下行,会有漏丹走失的危险。

通督第一步:把前阴和睾丸之气通过呼吸引入尾骨,直到丹田前阴的能量之气进入尾骨,此为第一步功成。周天运行的开始时,如何把能量从生殖器提到尾骨(尾闾)、从尾骨上升到骶骨(腰阳关)、双肾(命门)这一关非常重要。也是最难的一关。过此关必须节欲,否则没有能量上行。

气过尾闾之后,就进入了督脉之门,直到内气抵达泥丸之前都是在督脉里运行。

周天运转自古有三车的说法:羊车、鹿车和牛车之说。三车之说指出了逼气通督的三大阶段所要用的三种不同的方法,口诀如下:伴其行,要耐心;它为主,我为宾;行则行,停则停;中若退,从头轮。

简单对三车做个描述如下:

(1)羊车:尾闾至夹脊上升第一阶段,呼吸要文息,轻微缜密,如羊拉车慢慢前行,小步轻柔细碎。但是在尾闾前,也就是从阴蹻至尾闾前领后推的这一段要专注,用武火。过了尾闾,上了正路,可缓缓,不能一直吃紧。

(2)鹿车:由夹脊至玉枕,用鹿车。大步急奔,如鹿之迅速。两层意思,一层是鹿息。行气到夹脊,要行沐浴法,即不升不降温养一番,好像鹿睡眠调息一样。另一层意思是调息休息过后,内气继续攀升,内气增大。此乃爬山阶段,羊车拉不动。因为越攀爬,距离丹田越远。

(3)牛车:由玉枕到泥丸,更高了,需大力猛冲,如猛牛驾车之奋勇。但也要像牛一样踏实扎实,一是气足,二是稳泰。

总结:太和养生功这一阶段是以风(呼吸)、火(元神)、药(阳气)三项在身体内部交互进行的。

通督所用的呼吸及火候,按其程度,分析如下:

(1)武火(武息):刚而急,升阳之效。有三种不同的方式和用途:呼吸等长:有念时用之。长呼短吸:退阴符之用;长吸短呼:进阳火之用。

(2)文烹(文息):轻而缓;呼吸轻微,出入相等,绵绵不绝,微妙自如。

(3)真息:行功之际,无口鼻外呼吸,虽有呼吸器官,但似乎不用了。行功之外,则与常人同。真息出现,会感觉胸腹一片光明,有气一上一下,往来口鼻、脐下之间。稍久,气机更加旺盛,逐渐不见。功夫到此,即真息境界。虽能大静,而不能大定,必须再下功夫。

(二)吊腰唤醒·扭转·定乾坤效果

太和养生功:唤醒,最先改善的是气血的问题,从基础的吐纳开始,整个过程就是练气,在练功中把吐纳叫作"得气"。再通过唤醒阶段垂吊"聚气",能够快速调动全身气血,使身体阳气快速提升,所以这个功法也被称为"子午阳性功"功法。

气血在人体生命活动中占有很重要的地位,气对人体有推动调控作用、温煦凉润、防御、固摄及中介作用;血对人体有濡养及化神作用。《黄帝内经》中讲到"气为血之帅、血为气之母",所以通过炼气可以调动血,血充盈后又滋润气,功法中吐纳是气,垂吊则调动肾气,肾可主骨生髓造血。所以唤醒关期间畏寒肢冷、自汗、头晕耳鸣、疲倦无力、心悸气短等亚健康状态快速改善;同时又因吊腰功法作用于人体根部和练功过程的提肛缩肾,所以阳痿、前列腺炎、痔疮、便血等状况明显改善。另外,从中医的角度讲高血压的病因是脏腑缺氧引起的,高血脂、高血压等状况明显改善效果明显。太和养生功扭转,解决经络以及五脏六腑的问题。很多同修经常会问到这样的一个问题:唤醒和扭转的区别是不是就是重量的不同,如果是这样炼了唤醒关之后自己就可以炼扭转关了,其实这样的理解是非常错误的。

问这样问题的同修一定不知道吊重的目的,垂吊的目的是帮助你"行气"。太和养生功整个过程都与气有关,吐纳得气、垂吊聚气、点穴和开筋行气、炼精化气等。所以不在于吊不吊和吊的重量,而在于能不能运用气,气能不能沉下去。但在前期重量是气能沉下去的一个前提,就像烧开水一样,在沸腾之前需要武火快,沸腾之后保温用文火即可。所以不要盲目的以为吊重是目的,吊的重量越重越好,这是不正确的。吊重的目的是行气,看一个人太和养生功炼的好坏要从"重量"和"气"两个方面来看。而且按照唤醒的炼法是很难炼到扭转的。这两段从基础的吐纳就差异很大,唤醒靠"力"、扭转靠"气",垂吊过程的方法、穴位排打的方法,差异都很大。

要明白,每一段的炼法不一样,所起到的作用也肯定是差异很大。经络是运行气血、联系脏腑和体表及全身各部的通道。当达到扭转的量时所有的经络才能够疏通,体内的毒垢、垃圾才能排出体外。一般到扭转期间同修都会出现一个排毒阶段,小便发黄、发褐,大便出现溏泄、发黑、像柏油一样,身体出现异味、特别是吃肉多的共修。当您毒素排出体外后自然全身轻松。

扭转阶段前列腺,性功能障碍,不孕不育、肛肠科等亚健康状况持续改善;糖尿病、三高、脱发、白发、内分泌失调等情况明显改善;妇科、乳腺增生、肿瘤患者术后康复等状况改善效果明显;脸色红润、气血充盈、手脚发热,淡斑美颜效果明显。

太和养生功定乾坤是修行的阶段:前两段,一直调身体的"命"问题,定乾坤我们叫修行是"性"功。祖师说:"只修性、不修命,千古修行第一病,只修命来不修性,万载努力难成圣",所以要性命双修。如果单纯要解决身体问题,炼到扭转足够了,可为何还要有定乾坤呢?

太和养生功作为性命双修无上密法,难道仅仅是解决肉体上的一些问题吗?

定乾坤学的是功法的说明书,从练功时间到练功地点、练功状态,再到练功注意事项、练功之后会得到结果都有;它是功法的心法,身病四百一十,心病八万四千,修身需与修心同时进行。

有以下症状者,三关练就彻底根除:

(1)尿液混浊:将自己的少量尿液倒入一杯清水中,看看这杯水虽然有了颜色,除了着色以外,如果变混浊代表肾脏功能弱。

(2)夜尿频多:饮水量很正常,也没有大量喝水,那么夜尿在3次及以上。

(3)小便无力:有小便无力,也就是滴滴答答、淋漓不尽的感觉 。

(4)早起时眼睛水肿:早晨起床后,照镜子时发现眼睛有水肿。

(5)体虚乏力:明明没有提重东西,可走到3楼就感觉双腿无力。

(6)久坐腰酸:坐在椅子上看电视,时间超过2 h就会感到腰酸。

(7)久站腿软:站立时间较长,时间只要超过1 h就感到双腿发软。

(8)注意力不集中:总想闭目养神,不愿意思考问题,注意力总是不集中。

(9)严重脱发:洗头时,发现头发在大量脱落(100 根以下是正常的)。

(10)时常犯困:总感到有困意却睡不着,好不容易睡着了却又睡睡醒醒不踏实。

太和养生功是集养生武学与中医内经宝典结合的精髓,不仅可以有效打通经络,疏通人体气血循环障碍,而且还能逆转骨髓衰竭,恢复并提升骨髓造血功能,为人体提供源源不断的新鲜健康血液。两者结合,可从根本上祛除气血不活引发的各种急性、慢性病症,如高血压、糖尿病、妇科病、心脏病、前列腺疾病及骨头错位和筋缩导致的疼痛,达到祛除百病的奇效。

人类的衰老到底从哪里最先表露,天下众说纷纭。在《内经》中讲的"天葵竭",便是说明生殖系统是生命衰老的最敏感的体现部位。太和养生功是起死回春之术,直接从命根处着手,抓住了生命本源总纲。从人体性命之根入手修炼,男在睾丸,女在卵巢,太和养生功的本质即是抑阴扶阳,通过睾丸锻炼激发雄性先天力量(女则激发雌性先天力量),功效宏大。睾丸的主要功能是生精,精乃人身三宝之一,历受功夫家重视,不珍之宝之,则无论修习何种功夫均不能成功。太和养生功是经师傅开筋点穴,使经脉伸展畅通之后,通过伸展、吐纳、吊重、排气等方法进行的一种修炼方法;此功共分九节,从第四章节人体生理之根(男在睾丸,女在卵巢)入手,垂吊重物,唤醒期垂吊 20 kg,扭转期垂吊 35 kg,定乾坤期垂吊约 50 kg,摇摆多次,看似激烈的动功在消耗能量,实则呼吸和心跳没有任何改变,实为大静功,本功法效果之宏、速度之快,非其他功法所能比拟。

太和养生功修炼,在第四阶功吐纳吊腰练的"气"叫作卫气。中医叫作浮阳之气,也叫作意念气。因为靠后天的意念可以指挥它。

为什么叫"卫气"呢?因为它是保卫人体的,这个气走人体的皮毛,所以有时候也叫作皮毛气,科学界称之为"身体辉光"。这种气是类似半先天的,一部分从饮食中来,一部分源自父母祖气遗传而来。这个"卫气"走的不是血管,而是组织液间。会在皮肤的真皮层以及肌肉层流通。肌肉在中医叫作"腠理之间",是走肌肉的,这个气也是劳动"力气"的来源。(可参考《扁鹊见齐桓公》中君臣之间对话:君有疾在腠理,不治将恐深)。

"卫气"有一大特点:就是它能被人的意念指挥,能够"意到气到"。(例如站桩,两手劳宫穴发热、有气感,意念使然)。这里所谓的"意"还只能是后天我们的思维用意,还远远谈不上什么"神意"。所以前四阶功练的气,叫作"卫气"。让精气神瞬间好转、浑身有力气、走路身轻不累。练功到六阶段及以后,练的这个气叫作"荣气",又叫"经气"和"营气"。这个"气"经络的气,在经络里边流通。"荣气"也叫"命气"。它存在于下丹田,不仅走经络,也走血管。气是动力,血是营养,将人体需要的物资输布全身,供给营养,润泽人体的五脏六腑。"荣气"也有个特点:不能练,只能调。古人修行,叫作"调经顺气"。"荣气"怎么调呢?太和养生功以及很多动态修炼的动作姿势其实也是为了调荣气的。举个例子:淋雨感冒了,影响大肠经,以及肺经与荣气。那么这2条经络上的穴位的电场就会失衡。这个时候,通过导引推拿,以掌根下沉牵引肺经等等,这些都是调整经络里边荣气的流通,以求得平衡。修炼太和养生功,虽然重物垂吊下悬,但气会向上升,再经穴位点打,会流遍全身。

太和养生功之吐纳:吐纳属气功中的炼气技法,吐纳即呼吸,呼吸包括外呼吸和内呼吸。外呼吸是指在肺内进行的外界空气与血液的气体交换,也称肺呼吸。新生婴儿,最会吐纳。婴儿出生,是憋了一口气分娩出来。所以,新生婴儿,必定哭出这口浊气。婴孩受了委屈,腹中一有浊气必定哭出来。但大人失去这种天真,大人以哭为耻辱,大人腹中有浊气多叹气、发怒乃至癫狂。后世气功,多是太过有为,不如学婴儿。婴儿不知气功而真气长存。浊气一出,清气自入。

练功,是一种修行,它最能体现一个人的心性;练功,不积跬步,无以至千里;练功,是与天地、心灵沟通的过程;练功,是善用人身这一味大药;练功,是获得身心健康最快的捷径;练功,是减轻疾病痛苦,承担家庭责任,为家族保驾护航的最好方式;练功,是最省钱、省力、绿色、环保的懒人保健方式。

太和养生功,在生理上会产生许多特殊的效果,不是一般用药物所能达到,因为它是潜在生命力的发挥的效果。

(三)太和阳气运转

1. 生理功能逐渐强壮,身体内部脐下丹田,逐渐出现暖力。这种暖力,成为元气或者阳气。

2. 阳气积存在脐下丹田,达到一定程度后,会在丹田附近似有似无偶尔发生一种跳动/震动。

3. 在跳动/震动发生之前,通过都会感觉有一股阳气,或暖或热,在小腹内来回窜动,因人而异。

4. 阳气动荡到一定程度,就会很自然的依附着真意,进入脉络中,阳气经过的脉络,最初是督脉,其次是任脉,以及其他脉络。

5. 阳气在丹田跳动之后,只要把真意凝聚于丹田,阳气就会很快聚集于此;阳气越聚越多,就有开关展窍的功效。

6. 阳气聚集越多,达到某种程度,阳气就开始向各方寻觅窍道。上冲(展窍)时因受到心肺的压迫,无法运动;就会下奔阳关、肛门、尾闾等处。

7. 当阳气抵达阳关、肛门、尾闾时,就是阳气开关的前兆,有的人会感觉很痛,很痒,很热,也有少部分人毫无感觉。

8. 当阳气到达尾闾时,为了加速使阳气通过尾闾,这时要专注一心,观照尾闾,使阳气能够依附真意,集中在尾闾;当达到一定程度时,尾闾会震动酸痛,这时阳气将要通过尾闾的景象;这时要轻微关照下丹田以及阴蹻。

9. 阳气通过尾闾,或许一次就能成功,或许三五次也不成功。如果一次不能成功,那么就要再三再四进行;勤修勤练,终有通过之时,不必灰心烦恼。

10. 阳气过了尾闾,通常都会有温暖的感觉,这属于正常;极少人会阵痛。

11. 阳气过了尾闾,继续攀爬,准备通过夹脊。夹脊的位置,在脊椎骨中段之处。

12. 当阳气抵达夹脊时,为了加速使阳气通过,这是要以真意双照与夹脊,然后温养一番,集中于夹脊。

13. 当汇集的能量在夹脊越来越充分时,会发生夹脊跳动/震动。这是阳气将要通过夹脊的景象。这是要把真意移动,关照下丹田至阴蹻间,同时武火呼吸。使能量源源通过。

14. 若欠火候或阳气不足,虽然能达到夹脊,但不能通过,这是不可勉强;也许一次成功,也许好几次不成功,但不必灰心烦恼,再三再四进行,勤练之。

15. 阳气过了夹脊,就会继续向上攀爬,准备通过玉枕;玉枕的位置在大脑后方。

16.若欠火候或阳气不足或没有通过,参考上述夹脊关……其他细节,暂且不叙述。

◆ 注:周天运转后的生理及保养

1.周天之后,最怕污秽、腥膻的物品,嗅觉灵敏。

2.遇有七情六欲,渐能不动其心。

3.寒热的抵抗力增加。

4.皮肤温润,逐渐细腻有光泽;印堂发亮。

5.身体常觉融合,不喜荤食,体力增大。

6.听力、视力加强,眼珠黑白分明,神光奕奕。

7.睡眠时渐不昏沉,时间减少,但精神转佳。

8.行住坐卧,身体轻快。

六 误伤和应对

会有皮破、筋伤、气阻三种。

(一)皮破现象

皮破是最常见的现象,也是三者中看似是最轻微的伤,那是在没有其他病症的前提下,可也不能小视,特别是有糖尿病、血友病、狐惑等杂症,如果出现皮破现象,将有生命危险,不可掉以轻心。皮破一般分两种情况,一是命根根部正上方破皮,多因捆绑丝束不紧,在甩动中摩擦所致。用太和堂秘制清创液治疗就可以了。祖传秘制清创液,对于各种类型的溃疡都有奇效,内可治疗胃溃疡、肠溃疡、反流性食管炎等体内病变,外可治大面积的烧伤、褥疮、糖尿病并发症坏疽等各种溃疡,不留疤,无愈后不良。本药也是非物质文化遗产,独家秘方练功必备,秒治所有类型的溃疡。

另一种是阴囊破皮,主要原因一是捆绑不紧,睾丸异常,到一定重量时整个吊环滑脱,丝束滑过阴囊时导致破皮,还有的龟头包皮也同时受损。

受伤后有两种解决方案,第一立即停练,用太和秘制清创液清创、包扎,不痊愈尽量不要垂吊。第二,用纱布包棉花捆绑患处,重量减半,继续锻炼,每天患处需用秘制清创液清创、清理处治。

练功中如何预防受伤:

第一,不要把阴毛剃掉,捆绑时一起捆绑,虽然会扯掉部分阴毛,但是会起到分担皮部重量的作用,犹防水土流失之植被。

第二,练功后洗热水澡,之后涂以凡士林等润滑剂,使皮肤充分滋润,增强皮之韧性,功前洗去。

(二)筋伤

筋伤分两种情况:

第一,快速加重量,急于求成,超过自我现有承受能力;笔者认为吊腰第一靠的是内气,第二靠的是筋(输精管)韧带的作用,气是一天天增长的,而筋则是反复牵拉而增强的。如练健身健美的人,需要重力将肌肉纤维拉开,然后通过吃、睡等方式促进肌肉的恢复,肌肉为了适应重量体积会变大,骨质密度也相应地自我调整。换句话说,肌肉的生长并不是练的时候,而是在休息的时候。太和养生功韧带的原理一致,经过拉开(轻微)然后修复,韧带会越来越粗,能承受更大的重量。而受伤是因为休息的不够,韧带还没有完全恢复,又加上了更大的重量,虽然人可以咬牙承受,但是只此一次,下一次同样的重量都起不来了。所以,锻炼重要,会养更重要,练功频率要根据个人体质而进行调整,不能贪功冒进。

第二,动作不标准,就是说甩动时身形不稳,动作有起伏;标准身姿是上下身都不动,两腿微弯成高马步的先天无极桩功,甩动胯部配合呼吸平推,忌甩动时膝盖上下,前俯后仰,胯部耸动过大,一旦上了重量,就很容易造成筋伤。(如果伤了,就要把重量降低到能承受范围内),然后继续练功,忌停练静养,因为伤筋动骨一百天,等它完全恢复,基本功力也就归零了。而小重量的垂吊,患处会舒筋活血,反而会促进痊愈。一旦受伤,首先要学会检验筋的承受力,即上次垂吊的筋损有没有完全恢复,用三口气起吊法,第一口气,用20%的力,丝束绷直。第二口气,用80%的力,吊环似离地非离地,这时如果感觉没问题,第三口气直接起吊。如果感觉疼痛难忍,再次热身睾丸运动,减轻些许重量,不要勉强,欲速则不达。

（三）气阻现象

气阻一般情况下都是在睾丸,一旦发生,只能请师傅点穴放气、推宫过血,医院解决不了,治疗不及时会出现严重后果,此不赘述。

太和养生功作为道学传承的最高级养生秘法,自古都是道家修行学习的功法,即使在现代社会,也大多是成功人士养生的一个高级功法,且有缘者得之。

任何一个授课单位、授课老师对这一功法都要秉持恭敬之心。对于授课老师的专业度要求也要极高,且不可找知其然而不知其所以然的,对功夫的道、法、术、器没有精微体征的。不合理不合道,瞎子摸象。那太可怕了,因为零件(器官)很贵,还不好配。

世界上任何事物、任何名誉、任何组织、任何东西,包括中华道统养生术,都有真有假。而且越是名牌,越有假货。养生功也不例外。随着中华文明的日新月异,很多养身文化从贵族普及到民间,一时之间,各路养生“大师”应运而生,纷纷立起山头,指引人们通往“长生”之路。养生市场化符合时代的发展需要,是大势所趋,然而其中养生术、养生功商品化了,就不可避免地像其他商品一样产生“假冒伪劣”。

中国养生文化是五千年中华文明之中一颗璀璨的东方明珠,是中华文化的重要组成部分,是社会、国家、民族进步的一个重要标志。而养生文化的繁荣并非数量上的一味堆砌。不能想象一个国家的精神圣殿,掺杂着一堆挟技害人的“豆腐渣”砖块。这主要是人的价值观出了问题,人本位成了钱本位,为了钱啥事都敢做,有些伪师,教的学生整天拿个大茶桶,练完就大量喝水,稍有一点医学常识的都知道,肾主水,这是肾精消耗的现象,竟被伪说成什么排毒……更可笑的是把阴茎上练的满是硬结死肉,竟伪说成功力强增之明症等伪说数不胜数,简直是满口雌黄、不知所谓。

真传功法特点:①通不通功理;②有没有传承;③懂不懂医道。

太和养生功作为健身功法修炼求劲之法,是一种开悟的功法。在武术界,各门各派都讲劲力。而求劲之法首先在于求松求柔。太和养生功锻炼,是要克服全身关节、器官的僵硬、紧张状况,训练骨骼肌的协调。在紧而不僵、松而不懈、全身放松的基础上,慢慢练出柔和的身体,激发内劲潜能,在身心整合的过程中自然而然获得劲力。这种合乎人体自然生理反应的锻炼要循序渐进,细心体悟,经过量变自然会达到质变。

第五章
▶ 养生智慧

一 中医智慧

记住小口诀,掌握大规律,养成好习惯,健康从此变。

1. 饱不洗头,饿不洗澡。冷水洗脸,美容保健。汗水没落,冷水莫浇。温水刷牙,防敏固齿。

2. 吃米带糠,吃菜带帮。男不离韭,女不离藕。青红萝卜,生克熟补。食不过饱,饱不急卧。

3. 养生在动,养心在静。心不清净,思虑妄生。心神安宁,病从何生。闭目养神,静心益智。

4. 药补食补,莫忘心补。以财为草,以身为宝。烟熏火燎,不吃为好。油炸腌泡,少吃为妙。

5. 臭鱼烂虾,索命冤家。食服常温,一体皆春。冷勿冰齿,热勿灼唇。物熟始食,水沸始饮。

6. 多食果菜,少食肉类。饮食有节,起居有时。头部宜冷,足部宜热。知足常乐,无求常安。

7. 人到老年,必须锻炼,散步慢跑,练拳舞剑;莫怕严寒,清扫庭院,绘画添趣,心胸宽广。

8. 闻鸡起舞,床不可贪,种花养鸟,习书览篇;弈棋唱戏,房事莫贪,私事勿念,便宜勿占。

9. 活动身体,贵在经常,心情舒畅,长寿健康;遇事勿怒,劳勿过偏,茶水勿浓,学习勿念。

10. 饮食勿暴,少吃晚餐,吃饭勿语,切勿吸烟;低盐低糖,勿食太咸,少吃脂肪,饭莫过量。

11. 每日三餐,调剂适当,蔬菜水果,多吃无防;按时入睡,定时起床,起身要慢,勿急勿慌。

12. 饮酒勿过,名利勿钻,闲气勿生,胸怀要宽。

13. 心无病,防为早,心理健康身体好;心平衡,要知晓,情绪稳定疾病少。

14. 练身体,动与静,弹性生活健心妙;要食养,八分饱,脏腑轻松自疏导。

15. 人生气,易衰老,适当宣泄人欢笑;品书画,溪边钓,选择爱好自由挑。

16. 动脑筋,不疲劳,思睡养心少热闹;有规律,健身好,正常生活要协调。

17. 常搓手,可健脑,防止冻疮和感冒。

18. 夏不睡石,秋不睡板。春不露脐,冬不蒙头。白天多动,夜里少梦。

19. 睡前洗脚,胜吃补药。晚上开窗,一觉都香。贪凉失盖,不病才怪。

20. 早睡早起,怡神爽气,贪房贪睡,添病减岁。夜里磨牙,肚里虫爬。

21. 一天吃一头猪,不如床上打呼噜。

22. 三天吃一只羊,不如洗脚再上床。

23. 枕头不选对,越睡人越累。先睡心,后睡人,睡觉睡出大美人。

24. 头对风,暖烘烘;脚对风,请郎中。

25. 睡觉莫睡巷,最毒穿堂风。

26. 睡觉不点灯,早起头不晕。

27. 要想睡得人轻松,切莫脚朝西来头朝东。

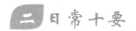

二 日常十要

1. 面要常擦:如前擦面之功,能使容颜光泽,故要常擦。道家谓之修神庭。

2.目要常揩:每静时能常闭目,用两大指背,两相摩擦,揩眼使去火,永无目疾,故要常揩。

3.耳要常弹:即鸣天鼓。可免耳患,故要常弹。

4.齿要常叩:齿喜动,故要常叩。

5.背要常暖:肺系近背,暖则不受风寒,故要常暖。

6.胸要常护:胸即心窝,故要常护。

7.腹要常摩:歌云:食后徐行百步多,手摩脐腹食消磨。故要常擦。

8.足要常搓:如前足功,搓脚底涌泉穴,能去风湿,健步履,故要常搓。

9.津要常咽:如前舌功,常取津液满口,汩声咽之,能宣通百脉,故要常咽。

10.睡要常曲:仰面伸足睡,恐失精,故宜侧曲。又曰:睡则气滞于百节,养生家睡定缩,觉宜伸。

三　生活十忌

1.忌早起科头:早多风露之气,科头则寒邪入脑,故忌之。(科头,谓不戴帽子)

2.忌阴室贪凉:无阳照之室,阴气重,伤人,故忌之。

3.忌湿地久坐:潮湿气主生疮毒,故忌之。

4.忌冷着汗衣:汗衣湿后必冷,着之则侵背伤 肺,故忌之。

5.忌热着晒衣:久晒之衣,有热毒,未经退热即着在身,必受毒,故忌之。

6.忌出汗扇风:汗出时毛窍俱开,扇则风邪侵入,故忌之。

7.忌灯烛照睡:神不安,故忌之。

8.忌子时房事:阳初生而顿灭,一度胜十度,故忌之。

9.忌夏月凉水:抹簟,冬月热火烘衣冷水受湿,热火受毒,取悦一时,久必生病,故忌之。

10.忌久观场:演剧久视久听,则神与精俱伤,故忌之。

四 禁忌十八伤

1. 久视伤精：目得血能视，精由血化，故伤精。

2. 久听伤神：神滋于肾，肾通窍于耳，故伤神。

3. 久卧伤气：卧时张口散气，合口壅气，故伤气。《混元经》曰：睡则气滞于百节（觉与阳合，寐与阴并，觉多则魂强，寐久则魄壮，魂强者生之人，魄壮者死之徒也）。

4. 久坐伤脉：脉宜运动，坐则不舒展，故伤脉。

5. 久立伤骨：立以骨干为用，故伤骨。

6. 久行伤筋：行以筋力为用，故伤筋。

7. 肝暴怒伤：肝属木，怒如暴风动摇，故伤肝。又，肝主血，肝伤则血不荣，必筋痿。

8. 思虑伤脾：思虑时，脾必运动，太过则脾倦，故伤脾。

9. 极忧伤心：心属火，于味主苦，忧则苦甚，故伤心。

10. 过悲伤肺：肺属金，主声音，悲苦久则声哑，故伤肺。

11. 过饱伤胃：饱食运化难消，故伤胃。

12. 多恐伤肾：肾属水，主北方黑色，人受惊恐则面黑，故伤肾。

13. 多笑伤腰：笑时必肾转牵腰动，故伤腰。

14. 多言伤液：言多则口焦舌苦，故伤液。

15. 多唾伤津：津生于华池，散为润泽，灌溉百脉，唾则损失，故伤津。又，《训典》曰：津不吐，有则含以咽之，使人精气留而自光。

16. 多汗伤阳：汗多亡阳，阳随汗出，故伤阳。

17. 多泪伤血：血藏于肝，哭泣多则肝损目枯，故伤血。

18. 多交伤髓：人之阳物，百脉贯通，及欲火动而行事，撮一身血髓至于命门，化精为泄。不知节欲，致骨髓枯竭，真阳无寄，如鱼之失水以死。

五 养生六种心境

养生既是养心，又是人健康少疾、抵御衰老的首要条件。古人

养生,非常重视培养以下六种心境:

1.正心:正心就是道德之心,仁义之心。"仁者寿"就是"仁德者高寿长命"的意思。

2.静心:就是要有"淡泊以明志,宁静以致远"的高雅境界。明《养生四要》一书中说得更为透彻:"心常清静则神安,神安则精神皆安,明此养生则寿,没世不殆。"

3.清心:就是真诚、专注、持久,不受外界干扰,不为刺激伤害的情绪。诗人白居易有一妙句:"只有一身宜爱护,少教冰炭逼心神。"

4.宽心:心胸宽广,其生存的天地也必然宽广。《礼记·大学》云:"富润屋,德润身,心广体胖。"其中的"胖"即指安详舒泰之意。

5.忍心:百心需要忍心,即忍受和排除一切败坏心境的因素。中医有"怒伤肝"、"多怒则百脉不定"、"气逆不顺,足以伤身"等观点。诗人陆游也是"扫尽世间闲忿欲",忍过后,脉冲疏导,心胸畅然,妙味无穷。

6.操心:人不能一味地养尊处优,无所事事,明朝养生家吕坤的《呻吟语》曰:"心要常操,身要常劳,心愈操愈明,身愈劳愈健,但自不可过耳。"操心不过分,对身体大有裨益。这和华佗的"人欲得劳动,但不当使其耳"是一样的道理。

六　清心养生七法

古人在清心养生方面,积累了丰富的经验,为中国式养生之可行之道,今胪列如下,以供读者借鉴和参考。

1.安神定心法

孙思邈在《存神炼气铭》中指出:"若欲存身,先安神气。即气为神母,神力气子。神气若俱,长生不死。若欲安神,须炼元气。气在身内,神安气海。气海充盈,心安神定。定若不散,身心凝静。静至定俱,身存年永。常住道源,自然成圣。"既安其神者,方静其心,盈其身;存其身;永其年。

2. 清静无为法

老子《道德经》主张"清静无为"的养生之道。清静无为的方法,要求达到致虚极,守静笃的境界。就是说,要尽量虚其心灵,排除杂念,始终如一的坚守清静,务必心清神静。要做到虚静,"见素抱朴,少思寡欲。"如能这样便可节护专神,延年益寿。老子认为:清净无为者,不做力所不及的事;恬淡虚无者,能淡待生活中的事与物;道法自然者,能顺乎自然以无为生。这样的人可以"贵生"即心"不以事累意"身"不以物累形"。

3. 守神祛病法

《黄帝内经》早有"精神内守"的著名思想,"精神内守"是养生之法,总的要求及功效是:清除妄心;抑制邪念;意念集中,神不外驰,内养元气,外慎六淫,阴阳平衡,气存形全,故而不生病。

4. 静神化治法

中国古代医学思想中富有"清静养神"的主张,"静则神藏,躁则消亡。"静神化治,动则苛疾起,即清静者,可生元神,化元气,治疾起。《黄帝内经·素问》曰:"清静则肉腠闭拒,虽有大风苛毒,弗之能害。清静养神可以使机体的生理功能正常抗病力增强,不易生病

5. 静而能虑法

静而能虑法是儒家的"养神法"主要表现为"虚静坐忘"的修炼方法。《大学》对"静"与"神"的关系做出了明确阐述:"知止而后能定,定而后能静,静而后能安,安而后能虑,虑而后能得"而在达到静而能虑,必须通过"坐忘"修炼。静坐忘我是儒家的修养大法。

6. 抱神以静法

《庄子·在宥》把老子学说发展到"抱神以静","必静必清"的高度,极力主张"虚无恬淡,寂寞无为",并以水静则明来说明神之当静,所谓"水静尤明,而况精神"。他认为,只有静而无为,排除忧患,以免神躁,才能长寿。但庄子之心静,并非绝对的静,而是动中之静,心清神静的关键在于心神静而"不杂"要想保养精神完全不动神是不行的,只要排除是累,心神专一不杂,就能做到神静而

不躁。

7. 补脑修神法

道家强调性命双修,得道成仙,神仙非神话。《隐子》认为"神仙"只不过通过修炼健身,而使头脑清醒,心智发达,神明通达,大觉彻悟而又寿高罢了。修此"神仙"之道方法甚多,但其根本方法是"还精补脑","虚静修神"。

七　智慧养生举例

(一)糖尿病与瘢痕形成的原因

其一为糖尿病。笔者把糖尿病分为两个类型。

1. "三多一少"消瘅,是以消瘦为主要特征的一类糖尿病,患者往往体弱偏虚,并且病程始末均不出现肥胖,其发病多与遗传、体质、情志等因素相关。起病即瘦的消瘦型糖尿病"消瘅"。

《灵枢·五变》曰:"人之善病消瘅者,何以候之?少俞答曰:五脏皆柔弱者,善病消瘅……此人薄皮肤而目坚固以深者,长冲直扬,其心刚,刚则多怒,怒则气上逆,胸中蓄积,血气逆流,髋皮充肌,血脉不行,转而为热,热则消肌肤,故为消瘅。"王冰注:"瘅,谓热也。"杨上善《太素·卷第十五》注:"瘅,热也,内热消瘦,故曰消瘅。"张志聪《灵枢集注》注曰:"盖五脏主藏精者也,五脏皆柔弱,则津液竭而善病消瘅矣。"多饮、多尿、消瘦为基本特征,以"阴虚燥热"为主要病机,治法益气滋阴润燥。

2. 无"三多一少"症状,以肥胖为主要特征,血糖升高的同时常伴有血脂异常、血压升高、血尿酸升高等多代谢紊乱,多因长期过食肥甘厚味,醇酒炙煿,加之久坐少动,致饮食水谷堆积壅滞,日久化热而成。是按现代医学标准分类的 2 型糖尿病。

称脾瘅《素问·奇病论》帝曰:"有病口甘者,病名为何?何以得之?"岐伯曰:"此五气之溢也,名曰脾瘅。夫五味入口,藏于胃,脾为之行其精气,津液在脾,故令人口甘也。此肥美之所发也,此人必数食甘美而多肥也。肥者令人内热,甘者令人中满,故其气上溢,转为消渴。"可将以过食肥甘为始动因素,以肥胖为根源的肥胖型糖尿病归属脾瘅范畴。

在脾瘅阶段若不能得到有效控制,可发展为"消渴",若消渴日久,变证百出,则进入后期并发症阶段,肥胖(或超重)—脾瘅—消渴—消渴并发症是肥胖型糖尿病的自然发展进程。

肥胖型糖尿病和消瘦型糖尿病是临床两大主要类型,由于病因不同,二者起病时归属不同,但随着病程发展,当二者均进入消渴阶段后,核心病机及其后的发展过程则又趋于一致,可谓殊途同归。消渴之前即脾瘅或消瘅。

其二瘢痕的产生,主要是毒瘀互结、气滞血瘀,风热毒气残留所致。瘢痕疙瘩属结缔组织增生,为烧烫伤、手术及外伤后常见的后遗症,不仅影响患者外表美观,严重的还可影响正常生理功能!

治当宣通运行,活血化瘀。

(二)太和家人实用验方

1. 小儿疝气:五味子 1 g,甜苁蓉 3 g,煎服,每日一次。

2. 小儿积食:焦三仙各 3 g。症见:舌苔厚腻,黄或白积在舌中部,可能咳嗽,或生热。

3. 小儿疱疹性咽峡炎:小柴胡颗粒十双黄连口服液。

4. 小儿乳积停滞:小儿化食丹/小儿化滞丹。

5. 变应性鼻炎:二陈丸。

6. 小儿腹泻:万能方用樱粟壳 1 钱熬水一碗立愈

(1)先稀后条是热滞:可用山栀子 1 钱一服即止,或用绿豆汤。

(2)先条后溏是脾虚,腹不响肠不鸣稀粪无水色灰黑滑即下,可用止泻灵颗粒。

(3)停食者粪白夹水泻而有屁,水泻射远(可用健脾康儿片)。

(4)泻出金黄色有屁夹水是热泻(可用小儿泻速停颗粒)。

(5)小儿大便绿色,一日数次日久不愈(可用阿胶十白术)。

7. 上牙痛用:清胃散,或清胃黄连片。

8. 下牙痛:麻仁丸或防风通圣散。

9. 头痛:

（1）三叉神经痛用：中成药血府逐淤汤。

（2）前额痛用：清胃散。

（3）头顶痛用：逍遥丸。

（4）偏头痛用：春夏季乌梅汤，秋季小柴胡加双黄连口服液。

（5）水湿浸渍：五皮丸　风邪外袭—桑菊感冒片。

（6）阳不振：五苓散或参苓白术丸或胃苓丸　肝肾阴虚—桑麻丸/杞菊地黄丸。

（7）肾阳衰微：济生肾气丸或金匮肾气丸　明目地黄丸。

（8）毒外袭：银翘解毒丸或双黄连口服液；肝瘀化火用龙胆泻肝丸合磁朱丸。

（9）毒热炽盛：普济回春丹；心脾两虚用人参归脾丸或柏子养心丸。

（10）外感风热—明目蒺藜丸/桑菊感冒片/心胆气虚—安神定志丸/人参琥珀丸/朱砂安神丸/银翘解毒丸。

10. 肝症

（1）肝经风热：明目上清丸/明目蒺藜丸/开光复明丸。

（2）肝火上逆：当归龙荟丸。

（3）肝肾阴虚：知柏地黄丸。

（4）肝火上扰：龙胆泻肝丸或通窍耳聋丸。

11. 肾精亏虚耳聋：

左慈丸或六味地黄丸肺阴不足—养阴清肺膏。

12. 脾胃虚弱：益气聪明丸或补中益气丸。

13. 肝肾亏虚：石斛夜光丸或明目地黄丸。

14. 气血瘀阻：血府逐瘀口服液。

15. 脾失健运：曲麦枳术丸。

16. 脾胃气虚：参苓白术丸。

17. 咳嗽：

（1）风寒咳嗽：通宣理肺丸或小青龙合剂。

（2）风热咳嗽：桑菊感冒片,羚羊清肺丸。

（3）燥热咳嗽：秋梨膏/二冬膏/川贝枇杷膏。

（4）肺胃实热：连翘败毒丸/黄连上清丸痰湿犯肺——二陈丸/

橘红丸 牛黄解毒丸/清肺益火丸/颠倒散。

（5）肝火犯肺：黛蛤散，清气化痰丸；湿热蕴结用归参丸，二妙丸或茵陈五苓丸。

（6）胃热炽盛：清胃黄连丸。

（7）暑湿感冒：藿香正气水，六合定中丸。

17. 痛经

（1）气滞血瘀：调经姐妹丸或调经活血片。

（2）寒湿凝滞：少腹逐瘀丸或艾附暖宫丸。

（3）气血虚弱：宁坤养血丸或妇宝金丸/八珍益母丸。

（4）月经先后不定期：肝气郁滞用逍遥丸/七制香附丸。肾气虚弱用金匮肾气丸或右归丸。

第六章
▶中医临床案例

一 糖尿病医案

患者,男,76 岁,制药厂工人。有糖尿病病史 40 年,常年服用西医降糖药物和中药汤剂症状基本得到控制。3 个月前由于劳累,自觉疲乏无力,齿痛根浮,口渴多饮,食量、尿量均比过去明显增加,心慌气短,四肢不听使唤。遂在本地诊所查空腹血糖 29 mmol/L,自行增加降血糖药物日用量 1 周左右,效果不明显。其后服用当地某中医所配中药 20 余剂,效果不满意。因怕出现不良后果,遂来请诊。其面色晦黯,齿痛根浮,咽干舌燥,口渴多饮,夜尿频多,腰膝酸软,五心烦热,下肢无力,形寒怕冷,阳痿早泄,舌体胖大,苔白腻,舌裂多深,脉弦尺大。观前医所开之方,为滋阴清热、益气生津之品,明显没有注意到症状矛盾之处,未考虑到阴虚日久,已现阳虚之象。

诊断:消渴(阴损及阳,阴阳俱虚)治以理脊柱温肾助阳,推藏腑以培中焦,拿经筋以祛瘀积,点特穴以疏气血。除瘀通络,标本兼治,以通为用,以通为荣,使气血流通,营卫和调,筋脉得养。每日推拿 1 次。

配合邓氏祖传脾瘅消渴茶方水煎服,每日 1 剂,嘱其适饮食,养精神。

二诊:

5 天后心慌气短现象明显改善,四肢已有感觉好使。症状明显减轻。

三诊：

又续用上方 10 次后，诸证消其大半，化验空腹血糖 23.8 mmol/L，尿糖（+++）嘱其继用上方 1 个月。

四诊：

诸证几乎消失，自查空腹血糖 13.5 mmol/L 尿糖（++）。嘱其上方再服 2 个月。加秘方特制降糖丸药服 3 个月。诸证消失，空腹血糖已达正常标准。年内随访，如有相应症状，即服上方所制丸药，后服过数次，再不用服，血糖控制良好。

按：本例患者渴饮多尿，腰膝酸软，而且生病多年，证属消渴病之下消。下消为患，多属肾阴不足，肾虚之中，当辨有火无火，一般而言，肾为水火相济之脏，阴虚则生内热，故下消阴虚火旺之证最为常见。该患者齿痛根浮，咽干舌燥，口渴多饮，五心烦热，四肢萌动一派火证之象，阴虚火旺之辨证应明了。久病之症阴极及阳，阳极及阴，腰膝酸软，阳痿早泄，当属肾阳虚。此患者是肾阴阳双虚之因，初服药以单纯阴虚论治自然不效，当斟酌为妥。

二 糖尿病坏疽医案

患者男 69 岁，机关干部。患经医院诊断为糖尿病十多年，1 年前并发坏疽多方治疗无效，随来请诊。查其空腹血糖 16.8 mml/L。该患者有脾瘅病史 10 余年。3 年前开始下肢麻木，但未加注意。证见下肢，双侧小腿皮肤暗红色，踝关节以下紫黑色，足背 3 处疮，两足趾皮肤处有大小不等疮 9 处，最大的疮口直径为 68 mm，最小的如黄豆粒大小，疮口内凹，疮面肉色不鲜，有稀薄脓液流出，趾甲变厚，趺阳脉搏动减弱，舌淡红、苔黄厚腻，脉沉细而涩。经数个医院治疗疮口不愈，来我处请诊治疗。

诊断：病属气阴两虚，络脉闭塞，久郁化热蕴毒，肢末无血气濡养所致。治当以通督升阳，推腹补气养阴，疏经筋活血通络。用秘制清创液湿敷，清热解毒。再以消渴茶方配合（图39）。

二诊：

十日后疮面已不流脓，疮面肉色鲜净。嘱其守方在 1 个月。

三诊：

大疮面已缩小并生满肉芽,小疮面已结痂。嘱其按摩已不用做,只喝消渴茶和清创液湿敷即可。

三诊：

又二月后各各疮面结甲已完整脱落愈合。随访 2 年未复发。

三　胃部疼痛医案

孙某,男,22 岁,未婚,因胃部疼痛邀我诊治。

笔者正脊后,调理部位有通电般刺痛,气至背部,被点按者既背部抖动,不能自主,命门开始温热,后温热不断扩大至会阴,同时四肢末端则有冷气排出,继而两肾发烫,感觉命门与长强连成一穴,一气直上泥丸,而后推腹 9 次,使气下降过重楼至胃部,该处即有明显热感,原病痛逐渐消失,并且热感不断向四处扩散,其气直下丹田,此时全身有虚空的感觉,呼吸深长。1 h 后,自觉与天地之气合二为一,两目睁开有闪亮感,胃部已无不适。感觉身体轻盈,精力旺盛。

四　腰痛医案

喻某,男,28 岁,已婚,因腰部一直酸痛,求治。

笔者在农历 2005 年 4 月 10 日 诊治。因肾气不足,寒气侵入,肾部酸疼,理气按摩后觉左肾部疼痛,四肢有冷气排出,此后左肾酸疼消失,继而发热,15 min 后两肾已发烫,自觉命门之处,有一气直上大椎穴,停留于该处。笔者运用手法不断激发,使其能直上泥丸。此时被治者体内有浊气排出,同时其气直冲泥丸。后运用手法使气下降,被治者自觉头部之气,一瞬间直冲涌泉穴,带脉也在一瞬间有放射触电感,而后觉得布气全身。笔者运用按摩法使全身之气皆归于丹田封固,理毕既能自运周天,使其周流不息。腰部已不疼痛。

五 男科医案

例1 刘某,男,29岁,濮阳人。

2017年6月10日初诊。患者结婚四载,尚未生育。自述性欲消失,梦遗频作,阳物不举,房事无能,夜寐欠佳,食欲尚好,口苦干渴,大便干结,小便短赤。诊查视之面色潮红,舌质红,苔黄而干。

诊断:阳痿(湿热下注)

机制:肾虚阳气不固。

疗法:推督脉,升阳固本,泻肝经,疏肝解郁,泻胆络,清热泻火,辅以赤芍40 g,甘草20 g泡水当茶饮。

推拿7次后,夜寐渐安,二便通调,推拿1个月后,房事渐趋正常。忌烟酒、白萝卜、生冷的、辛辣性的食物,嘱生活习惯要保持良好,注意莫熬夜,心态放平和,切莫焦急,忧郁。

例2 姚某,男,44岁,周口人。

2014年8月22日,因早泄1年多就诊。患者性格内向、喜饮酒,结婚3年,开始夫妻生活尚可,后时间越来越短,为此多方医治,服补肾固精之品不少,病无起色,诊其舌质红,苔黄腻。

诊断:早泄(属湿热下注)。

机制:肾虚,肝郁气结。

疗法:推督脉,升阳固本,点穴,太冲穴,疏肝解郁,培其元气,会阴、关元、曲骨、足三里、三阴交,辅以赤芍40 g、甘草20 g泡水做茶饮。

用上法推拿治疗10次,性生活有所改善,继续治疗30次,患者病已初愈,之后随访,患者性生活满意。忌烟酒、白萝卜、生冷的、辛辣性的食物,嘱生活习惯要保持良好,注意莫熬夜。

例3 张某,男41岁,南阳人。

2013年5月18日就诊。患者阴茎不能勃起2个月余,追问病史得知,患者病前某天白昼正与妻子合房之时,恰逢一声巨响,突受惊吓,阳事遂痿而不起,后及此事,便心悸不宁,纳谷不香,伴排尿余沥不尽,舌质淡,苔白,脉细弦而沉。

诊断:阳痿(心神失宁)。

机制:肾虚,正气亏虚,心肾不交。

疗法:推督脉,因惊恐所至阳痿,恐则伤肾,首先推督脉,助其正气,补其肾气,点内关,神阙、四神聪安神宁心。理脊柱,点四神聪,恢复紊乱气血,阳痿自然消除。

治疗半月,病愈如初。告知忌烟酒、白萝卜、生冷的、辛辣性的食物,嘱生活习惯要保持良好,注意莫熬夜,心态放平和。

例4　余某,男,39岁。

2016年9月25日就诊。患者4年前出差半月也余,到家仓促入房,精神紧张未及阳举即精泄,多方求治皆无效。现患者早泄。

诊断:阳痿、早泄。

机制:肾虚不固,正气虚,心气虚,肾不摄精。

疗法:推督脉,助其正气,点之阴交,会阴穴固精气,并嘱其暂节欲。

用上法10次后,早泄和阳痿略有减轻,叠疗20次之后夫妻生活满意。

嘱忌烟酒、白萝卜、生冷的、辛辣性的食物,生活习惯要保持良好,注意莫熬夜,授心情及房事调适法,进行综合治疗。

例5　聂某,46岁,菏泽。

2015年7月25日初诊。患者性欲亢进,临房即泄,伴头昏目眩,恶心欲呕,胸闷口苦,心烦不宁,小便短赤,阴囊潮湿,阴囊松弛。

中医诊断:早泄(湿热蕴结)。

机制:阴阳失衡,阳气虚亢,正气不足。

疗法:推肝胆经,泻肝气,清湿热,推督脉正阳气,点穴:会阴、关元、中极、曲骨,兴阳固肾,赤芍40 g,甘草20 g泡水做茶饮。

嘱忌烟酒、白萝卜、生冷的、辛辣性的食物,嘱生活习惯要保持良好,注意莫熬夜,授心情及房事调适法,进行综合治疗,用上法治疗10次后,心宁,小便清,胸闷口苦减轻,又治疗15次后,外阴潮湿除,早泄愈。

六 瘢痕案例

患者吴某,男,76 岁河南省郑州市某大学教授,2018 年春节炸东西时滚油波在了左手上,深度烫伤。经治疗后遗留增生性搬痕长 4 cm,宽 3 cm。经治疗后,左手拘挛关节伸缩不利。自用疤痕灵后无效,当地三甲医院建议激光治疗,患者心里畏惧,2019 年 6 月前来就诊,就诊时疤痕成褐色并高出皮表,在患者使用化妆品遮盖后仍十分明显,舌脉正常。嘱其用秘制祛瘢膏治疗,患者使用 3天,疤痕有明显缩小迹象。一个月后来复诊观察瘢痕缩小了近一半。2 个月后再诊瘢痕只剩下三分之一大小。三个半月后其来我处陪同亲属来治疗糖尿病时遇到询问并观察瘢痕,发现已彻底治愈。

用法:

将秘制瘢痕膏涂患处(先涂瘢痕周边,待瘢痕缩小后,再涂中央),每日一次,每次保留涂膏 2～10 小时(以不痒为度)。

疗效:

使用 3 天,疤痕有明显缩小或变淡,一般 10 周后彻底治愈。

适用证:

本品对烫伤,烧伤留下的疤痕均有效;对增生性皮肤形成的瘤状瘢痕有很好疗效;也对轻度烫伤愈后形成的色素沉着也有很好的疗效。

中医案例

附录一
▶ 常用推拿手法

常用的推拿手法根据其动作形态,可分为摆动类、摩擦类、振动类、挤压类、叩击类和运动关节类,每大类又包括数种手法。上述六类推拿手法,临床使用中因患者年龄不同,又可分为成人推拿手法和小儿推拿手法。

1. 成人推拿手法

(1)摆动类手法　以指或掌、腕关节做协调的连续摆动,称摆动类手法,包括一指禅推法、滚法和揉法等。

(2)摩擦类手法　以掌、指或肘贴附在体表做直线或环旋移动称摩擦类手法,包括摩法、擦法、推法、搓法和抹法等。

(3)振动类手法　以较频的节律性轻重交替刺激,持续作用于人体,称振动类手法,包括振法或抖法。

(4)挤压类手法　用指、掌或肢体其他部分按压或对称性地挤压体表,称挤压类手法,包括按法、点法、捏法、拿法、捻法和踩法等。

(5)叩击类手法　用手掌、脊背、手指、掌侧面或桑枝棒叩打体表,称叩击类手法,包括拍法、击法和弹法等。

(6)运动关节类手法　对关节做被动性活动的手法,称为运动关节类手法,包括摇法、背法和扳法等。

2. 小儿推拿手法　小儿常用推拿手法包括推法、揉法、运法、按法、摩法、捏法、掐法、拿法等。

附录二
常用推拿手法训练及应用

（一）常用推拿手法训练

1. 成人推拿手法

（1）摆动类手法 包括一指禅推法、滚法和揉法等。

一指禅推法：用大拇指指端、螺纹面着力于一定部位或穴位上，腕部放松，沉肩、垂肘、悬腕，肘关节略低于手腕，以肘部为支点，前臂做主动摆动，带动腕部和拇指关节做屈伸运动，手法频率为每分钟120～160次。腕部摆动时，尺侧要低于桡侧，使产生的力持续地作用在治疗部位上。本法接触面积较小，但渗透度大，适用于全身各部穴位，用于治疗头痛、胃痛、腹痛及关节筋骨酸痛等疾病。

滚法：用小鱼际和第五、四、三掌骨及其掌指关节部分着力于一定部位上，使腕关节做屈伸外转的连续活动，带动着力部位的运动。适用于肩、背、臀及四肢等肌肉较丰厚的部位，常用于治疗关节、肌肉等软组织挫伤、半身不遂、腰椎间盘突出、颈椎病、肩周炎等疾病。

揉法：分掌揉法和指揉法两种。掌揉法是用大鱼际或掌根吸定于一定部位或穴位上，腕部放松，以肘部为支点，前臂做主动摆动。指揉法是用手指螺纹面吸定，其他要领与掌揉法相同。频率为每分钟120～160次，本法轻柔缓和，适用于全身各部，常用于治疗慢性胃炎、胃及十二指肠溃疡、便秘、面神经麻痹、腰肌劳损等疾病。

（2）摩擦类手法 包括摩法、擦法、推法、搓法和抹法等。

摩法：用掌面或示、中、无名指面，附着于一定部位，以腕关节为中心,连同前臂做环旋移动。频率为每分钟 120 次左右。适用于胸腹、胁肋部,常用于治疗胃脘痛、食积腹胀、腹痛等疾病。

擦法:用手掌的大鱼际、掌根或小鱼际附着在一定的部位,进行直线来回摩擦。频率每分钟 100 ~ 120 次。适用于胸胁、腹、肩背、腰臀及下肢部,常用于治疗内脏虚损和气血功能失常的疾病。

推法:用指掌或肘部着力于一定部位上做单方向的直线移动,分为指推法、掌推法和肘推法。适用于人体各部,常用于治疗肌肉损伤、术后肠粘连、颈椎病、肌腱周围炎等疾病。

搓法:用双手掌面抓住一定部位,相对用力做快速搓揉,同时做上下往返移动。适用于腰部、背部、胁肋及四肢部,一般作为结束手法。

抹法:用单手或双手拇指螺纹面紧贴皮肤,做上下或左右往返移动。适用于头面及颈项部,常用于配合治疗头晕、头痛及颈项强痛等疾病。

(3)振动类手法　包括振法或抖法。

振法:用手指或掌着力于体表,前臂和手部的肌肉强力地静止性用力,产生振颤动作。分为指振法和掌振法。适用于全身各部位和穴位,常用于高血压病、失眠健忘、胸腹痛、中暑恶心等病症。

抖法:用双手握住患者的上肢或下肢远端,用力做连续的小幅度的上下颤动。适用于四肢,尤其是上肢,多作为治疗的结束手法。

(4)挤压类手法　包括按法、点法、捏法、拿法、捻法和踩法等。

按法:用拇指端或指腹、单掌或双掌重叠按压一定部位,分指按法和掌按法。适用于人体各部位,常用于治疗头痛、失眠、胃痛、半身不遂、颈椎病、腰椎间盘突出等疾病。

点法:用拇指端或拇指、示指指间关节点压体表。适用于肌肉较薄的骨缝处,常用于脘腹挛痛、腰腿痛等疾病。

捏法:用拇指和示、中两指,或其余四肢夹住肢体,相对用力挤压。适用于头部、颈项部、四肢及背脊部,常用于伤风感冒、恶心呕吐、腹痛泄泻、四肢厥冷、伤筋错节、跌打损伤等病症。

拿法:用拇指和示、中两指,或其余四肢相对用力,在一定部位上或穴位上,做一松一紧的提捏。适用于颈项、肩、四肢等部位,常用于治疗颈椎病、肩周炎、失眠、感冒等病症。

捻法:用拇、示指螺纹面捏住一定部位,两指相对做搓揉动作。适用于四肢小关节,常配合其他手法治疗小关节疼痛、肿胀或屈伸不利等病症。

踩法:患者俯卧,在胸部和大腿部各垫3~4个枕头,使腰部腾空。操作者双手扶住预先设置好的横木,以控制自身体重和踩跳时的力量,同时用脚踩患者腰部并做适当的弹跳动作,跳时足尖不要离开腰部。根据患者体质,可逐渐加重踩踏力量和弹跳速度,同时嘱患者随弹跳的起落,配合呼吸,跳起时吸气,踩踏时呼气,切忌屏气。常用于治疗腰椎间盘突出、肥大性脊柱炎、腰部肌肉僵硬等疾病。

(5)叩击类手法 包括拍法、击法和弹法等。

拍法:用虚掌拍打体表一定部位。适用于肩背、腰臀及下肢部,常用于肌肉痉挛、肌肉萎缩、风湿痹痛、关节麻木、胃肠痉挛疼痛等疾病。

击法:用拳背、掌根、掌侧小鱼际、指尖或借助于桑枝叩击体表一定部位。适用于腰背、臀、四肢等部位,常用于风湿痹痛、脘腹痉挛、头痛、闪腰岔气等疾病。

弹法:用一手指指腹紧压另一手指甲,用力弹出,连续弹击体表一定部位。频率为每分钟120~160次。适用于全身各部,尤以头面、颈项部常用,常配合其他手法治疗项强、头痛、面神经麻痹等疾病。

(6)运动关节类手法 包括摇法、背法和板法等。

摇法:用双手托拿所摇关节的两端做环旋摇动;或用一手固定关节近端肢体,另一手握住关节远端肢体,以关节为轴,使肢体做被动的环旋动作,适用颈腰和四肢各关节,用以治疗半身不遂,颈椎病、肩周炎、急性腰扭伤、腰椎间盘突出、四肢关节扭伤等病症。

背法:操作者和患者背靠背站立,操作者双肘套住患者肘弯部,然后弯腰屈膝挺臀,将患者反背起,使其双脚离地,以牵伸患者腰脊柱,再做快速伸膝挺臀动作,同时以臀部着力颤动或摇动患者腰部。治疗腰部扭伤疼痛、腰椎间盘突出症常用本法做配合治疗。

扳法：以一手指扶住关节近端，另一手握住关节远端，双手向同一方向或不同方向用力，使关节被动地在正常伸度内得以伸展。常用于腰、肩、颈、四肢关节。治疗关节错位或关节功能障碍等疾病。

2. 小儿推拿手法

（1）推法　直推法，以拇指桡侧或指腹，或用示、中指螺纹面在穴位上做直线推动；旋推法，以拇指螺纹面在穴位上做回旋推动；分推法，用两手拇指桡侧面或指腹，或用示、中只指面自穴位向两旁做"八"字推动。动作要领是要有节奏，蓄力于指腹，用力要均匀，频率为每分钟200～300次。

（2）揉法　以拇指、示指或中指固定在穴位或部位上，带动皮肤做回旋揉动。动作要领是操作时要由腕关节发力，手法轻柔和缓，揉动时带动皮肤，频率为每分钟200次。

（3）运法　以拇指桡侧面或示、中指指腹从一穴位向另一穴位做弧形运动或在选定穴位上做轻缓的环行运动。动作要领同推法，但运动时不要带动皮肤，力量要比推法轻，速度宜慢，频率为每分钟120次。

（4）按法　以拇指或掌根在一定穴位上巨剑向下用力按压，一般用手指按压适用于头、面、肩及四肢，用掌根按压适用于胸腹部。动作要领是由一定压力，且由轻到重，逐渐增加，力量大小以小儿感到有酸麻胀重为宜，力求做到压力在皮肤，而作用力深达肌肉、脏腑。

（5）摩法　以手掌或示、中、无名指指腹，放在一定穴位或部位上开始研磨动作。动作要领要协调，用力要轻，速度要均匀，频率为每分钟120～150次。

（6）捏法　也称捏脊法，以拇指螺纹面在前，是指屈曲面在后，在拇指螺纹面及示指第二指关节之间捏住皮肤，两手同时交替向前捏动皮肤；或拇指在后，示中两指在前，捏住皮肤交替向前移动也可。动作要领是动作轻柔迅速，操作者用拇指桡侧缘分别顶住脊柱两侧皮肤，示、中指前按，三指同时用力捏皮肤，双手交替捻动,直线向前,自长强穴直捏到大椎穴。

(7)掐法 以指甲重刺穴位或局部,如人中穴。此是推拿收费中最强刺激者,切忌用蛮力,指甲要剪短,不能损伤小儿皮肤,可在施术部位垫置薄布。

(8)拿法 同成人手法,操作时适当减少作用力。

(二)常用推拿手法的应用

1. 适应证和禁忌证

(1)适应证 ①骨伤科疾病:颈椎病、落枕、腰椎间盘突出、肩周炎、软组织扭伤等;②普通外科疾病:术后肠粘连、慢性前列腺炎、慢性阑尾炎、下肢静脉曲张、乳痈等;③内科疾病:胃脘痛、失眠、头痛、感冒、久泻、中风后遗症、尿潴留等;④妇科疾病:月经失调、痛经、闭经、慢性盆腔炎、产后耻骨联合分离症等;⑤儿科疾病:小儿发热、腹泻、疳积、惊风、便秘、脱肛、肠套叠、哮喘、遗尿、夜啼、小儿麻痹后遗症等;⑥五官科疾病:鼻炎、耳聋、耳鸣、斜视、近视等。

(2)禁忌证 ①未确诊的急性脊柱损伤;②各种骨折、骨质疏松、骨结核;③严重的心、脑、肺疾病;④有出血倾向者;⑤皮肤破损处及瘢痕部位;⑥急性传染病;⑦妊娠妇女、精神疾病者。

2. 推拿法在护理中的应用

(1)头痛

取穴:印堂、头维、太阳、鱼腰、百会等头部穴位;风池、风府、天柱及项部两侧膀胱经。风寒头痛者,加肺俞、风门、委中等穴;风热头痛者,加合谷、肺俞、大椎等穴;风湿头痛者,加曲池、肩井、中脘、阳陵穴、三阴交等穴;肝阳头痛者,加太冲、行间、涌泉等穴。

手法:一指禅推法、揉法、按法、拿法。

操作:①患者取坐位。操作者用一指禅推法从印堂开始,向上沿前额发际至头维、太阳,往返3~4次,配合按印堂、鱼腰、太阳、百会等穴。再用五指拿法从头顶拿至风池,最后改用三指拿法,沿膀胱经拿至大椎两侧,往返4~5次,时间约5 min。②患者取坐位。操作者用一指禅推法沿项部两侧膀胱经上下往返治疗3~4 min后,按风池、风府、天柱等穴。再拿两侧风池,沿项部两侧膀胱经自上而下操作 4～5 次,时间约 5 min。

（2）牙痛

取穴:合谷、颊车、内庭、下关。胃火牙痛者,加手三里、曲池等穴;虚火牙痛者,加太溪穴。

手法:一指禅推法、掐法、揉法。

操作:患者坐位,用一指禅推法在颊车、下关穴位治疗 3～4 min,再用掐法、揉法在合谷、内庭穴位治疗 3～4 min。

（3）胃痛

取穴:中脘、气海、天枢、足三里;肝俞、脾俞、胃俞、三焦俞;肩井、手三里、内关、合谷及两肋部穴位。肝气犯胃者,加太冲、章门等穴;寒邪犯胃者,加公孙穴;食滞胃脘者,加不容、大巨、梁丘等穴;脾胃虚寒者,加命门、肾俞穴、章门等穴;胃热炽盛者,加梁丘、内庭等穴。

手法:摩、按、揉、一指禅推法、拿、搓、抹法。

操作:①患者取仰卧位。操作者坐于患者右侧,先用一指禅推法、摩法在胃脘部治疗,使热量渗透于胃腑,然后按揉中脘、气海、天枢等穴,同时配合按揉足三里。②患者取仰卧位。用一指禅推法,从背部脊柱两旁沿膀胱经顺序而下至三焦俞,往返 4～5 次,然后用按、揉法治疗肝俞、脾俞、胃俞、三焦俞,时间约 5 min。③患者取坐位。拿肩井循臂肘而下,在手三里、内关、合谷等穴做较强刺激。然后搓肩、臂,再搓抹两肋,由上而下往返 4～5 次,时间约 5 min。

（4）腹胀

取穴:中脘、天枢、脾俞、胃俞、大肠俞等。

手法:摩、推、按、揉法。

操作:①患者取仰卧位。用摩法在腹部沿升结肠、横结肠、降结肠顺序推摩 3 min,并在腹部做环形摩法 3 min。按中脘、天枢及双侧足三里,约 3 min。②患者取俯卧位。按两侧脾俞、胃俞、大肠俞,用掌推法沿腰椎两侧轻推 2 min。

（5）便秘

取穴:中脘、天枢、大横、关元、肝俞、脾俞、胃俞、肾俞、大肠俞、长强。

手法:一指禅推法、摩法、按法、揉法。

操作:①患者取仰卧位。操作者用一指禅推法在中脘、天枢、大横穴位处治疗,每穴约 1 min,然后以顺时针方向摩腹约 10 min。②患者取俯卧位。用一指禅推法沿脊柱两侧从肝俞、脾俞到八髎穴(双侧上、次、中、下髎)往返治疗,再用按、揉、摩法在肾俞、大肠俞、八髎、长强等穴治疗,往返 2~3 次,时间约 5 min。

(6)失眠

取穴:晴明、印堂、攒竹、鱼腰、太阳、迎香、风池、百会、神门、足三里。心脾两虚者,加脾俞、胃俞、心俞等穴;阴虚火旺者,加肾俞、太溪、解溪等穴;痰火内扰者,加脾俞、丰隆等穴;肝郁化火者,加章门、太冲、行间等穴;心胆气虚者,加心俞、胆俞、丘墟、郄门等穴。

手法:按、推、摩、揉法,一指禅推法。

操作:①患者取仰卧位。操作者坐于患者头部前方,用按法或揉法在晴明穴治疗 5~6 次,再以一指禅推法自印堂穴向两侧眉弓至太阳穴往返 5~6 次,重点按揉印堂、攒竹、鱼腰、太阳等穴。推印堂沿鼻两侧向下经迎香沿颧骨至两耳前,往返 2~3 次。用指推法自印堂穴沿眉弓分别推至两侧太阳穴,再换用其余四指搓推脑后部,沿风池至颈部两侧,重复两次,然后点按百会,双侧神门、足三里穴。操作时间约为 10 min。②患者取仰卧位。顺时针方向摩腹,同时按中脘、气海、关元等穴,时间约 6 min。

3.注意事项

(1)依据患者的年龄、性别、病情、病位选择相应的部位,采用合适的体位和手法。

(2)操作者严格掌握禁忌证,操作前应修剪指甲,避免损伤患者皮肤。

(3)腰腹部操作前,应嘱患者提前排空大、小便。治疗过程要注意保暖,并遮挡隐私部位。

(4)手法应柔和、有力、持久、均匀,运力能达组织深部,一般每次 15~20 min。扳法、踩法刺激量大,必须严格把握力度。

(5)小儿患者需有家属或监护人陪伴,3 岁以下小儿为方便操作可由家长抱起放在双大腿上进行推拿。

附录三
▶气血津液辨证

气血津液辨证,就是运用气血津液理论,分析气、血、津液的病变,诊断其病因病机。

气、血、津液既是脏腑功能活动的产物,又是脏腑功能活动的物质基础。气、血、津液的病变和脏腑功能活动密切相关。脏腑辨证与气血津液辨证应相互参照。

(一)气病辨证

气在人体的作用重要、广泛,气病证候也很多,《素问·举痛论篇》云:"百病生于气也。"气病虽然多样,但常见的病证概括为气虚、气滞、气逆、气陷等。

1. 气虚证

临床表现:神疲乏力,少气懒言,头晕目眩,面色无华,自汗,活动后诸症加剧,舌淡苔白,脉虚无力。

证候分析:气虚脏腑功能减弱,推动无力,则神疲乏力,少气懒言;气虚运血无力,血不上荣,则头晕目眩,面色无华,舌淡;气虚固摄无力,则自汗;动则耗气,则活动后诸症加剧;脉虚无力,是气虚血动无力的表现。

2. 气滞证

临床表现:局部胀,闷,痛,胀重于痛,时轻时重,部位不固定,嗳气、矢气、活动后减轻,脉多弦。

证候分析:气机郁滞,运行不畅,轻则闷,胀,重则疼痛,气游移不定,气滞所致的疼痛有胀痛、窜痛、攻痛的特点,部位不固定;嗳气、矢气、活动后气机阻滞缓解,则症状减轻;弦脉是脉气紧张的表现。

3.气逆证

临床表现:咳嗽喘息;嗳气,呃逆,恶心,呕吐,反胃;头胀痛,头晕目眩,耳鸣,昏厥,面红目赤,呕血等。

证候分析:邪气伤肺,肺失宣肃,肺气上逆,则咳嗽喘息等;邪气犯胃,胃失通降,胃气上逆,则嗳气,呃逆,恶心,呕吐,反胃等;邪气伤肝,肝气不舒,肝气上逆,则头胀痛,头晕目眩,耳鸣,昏厥,面红目赤,呕血等。

4.气陷证

临床表现:神疲乏力,少气懒言,头晕眼花,纳差,消瘦,腹部有坠胀感,久泄久痢,胃下垂,或脱肛,或子宫脱垂等脏器下垂,大便异常,舌淡苔白,脉弱。

证候分析:气陷证是由气虚证进一步发展而成。气虚,则神疲乏力,少气懒言;中气下陷,升举无力,无力运血于头面,则头晕眼花;中气不足,脾失健运,则纳差;机体气血不足,则消瘦;中气亏虚,清阳不升,则久泄久痢;中气下陷,升举无力,则各脏器下垂,如胃下垂,脱肛,子宫脱垂,肝下垂,肾下垂等;气虚固摄无力,则可见泄泻,气虚推动无力,则可见便秘;舌淡苔白,脉弱是虚证的表现。

(二)血病辨证

营血有濡养机体的作用,行于脉中,内流脏腑,外至肌肤,无处不在。受到干扰因素较多,外邪内因皆可影响到营血,使营血的生成、运行失常。临床常见血病证候,可概括为血虚、血瘀、血热、血寒等。

1.血虚证

临床表现:面色苍白或萎黄无华,唇色淡白,爪甲苍白,头晕眼花,耳鸣耳聋,心悸失眠,手足发麻,妇女月经量少,色淡,月经衍期,甚至闭经,舌质淡白,舌体瘦薄,苔白,脉细无力。

证候分析:血虚,不能上充头面,则面色苍白或萎黄无华,头晕眼花,耳鸣耳聋;血虚脉络失充,肌肤失养,则唇色淡白,爪甲苍白;心主血脉,藏神,血虚心失所养,则心悸,神失所养则失眠;经络失养则手足发麻;女子以血为用,血液充足,月经按期而至,血液不足,经血乏源,则月经量减少,色淡,月经衍期,甚至闭经;舌质淡白,舌体瘦小,脉细无力血虚的表现。

2.血瘀证

临床表现:局部疼痛如针刺刀割,痛有定处,拒按,常在夜间加剧。肿块在体表,则色呈青紫;在体内,则按之坚硬,推之不移。出血反复不止,色泽紫暗,中夹血块,或大便色黑如柏油。面色黧黑,肌肤甲错,口唇发暗或青紫,爪甲紫暗,或皮肤黏膜上见瘀斑、瘀点,或腹部青筋外露,或下肢青筋暴露,妇女痛经、闭经,经色暗,有血块,舌质紫暗,脉细涩。

证候分析:瘀血内停,络脉不通,气机受阻,不通则痛;瘀血为有形之邪,阻碍气血运行,则痛如针刺刀割,痛有定处;按压则气机更阻,疼痛加剧,则拒按;夜间阳气入阴,阴血凝滞更甚,则夜间疼痛常加剧;瘀血久积不散,形成肿块,在体表,色呈青紫;肿块在体内,可触及之,按之坚硬,推之不移;瘀血阻塞络脉,阻碍气血运行,血不循经,溢出脉外,则出血;溢出之血停聚体内,凝聚为瘀,再次阻塞络脉,成为再次出血的原因,则出血反复;瘀血色紫暗,则出血色紫暗,中夹血块;若上消化道出血,随大便排出,则大便色黑如柏油;瘀血阻塞络脉,气血运行不利,肌肤失养,则面色黧黑,肌肤粗糙如鳞甲,口唇发暗或青紫,爪甲紫暗;瘀血瘀阻的部位不同,表现也不尽相同,如瘀阻皮下,则瘀斑、瘀点;瘀阻肝脉,则腹部青筋外露;瘀阻下肢,则下肢青筋暴露;瘀血阻滞胞宫,则痛经、闭经,有血块;舌质紫暗,脉细涩为内有瘀血的表现。

3.血热证

临床表现:身热,以夜间尤甚,心烦或神昏谵语,躁狂,失眠,各种出血症,如咳血,吐血,衄血,尿血,便血,斑疹,月经量过多,或崩漏,舌红绛,脉数。

证候分析:热为阳邪,阳盛则热;入夜阳气入阴,与邪热相并,则夜间身热尤甚;热扰心神,轻则心烦失眠,重则神昏谵语,躁狂;热盛迫血妄行,阳络受伤则血液外溢,阴络伤则血液内溢,外溢可见斑疹,内溢可见咳血,吐血,衄血,尿血,便血,月经量过多,或崩漏;舌红绛,脉数为血分有热的表现。

4.血寒证

临床表现:局部冷痛,肤色青紫,喜温恶寒,或少腹冷痛,形寒肢冷,月经衍期,痛经,经色紫暗,夹有血块,舌淡暗苔白,脉沉迟涩。

证候分析:寒性凝滞、收引,寒邪侵袭,脉络收引,血行不畅,则局部冷痛,肤色青紫;血得温则行,得寒则凝,则喜温恶寒;经期受寒或吃冷饮,致宫寒血凝,则少腹冷痛;阳气被遏,不能外达体表,体表失温,则形寒肢冷;淤滞胞宫,经血受阻,则月经衍期,痛经,经色紫暗,夹有血块;寒凝经脉,血行受阻,不能上荣于舌,则舌淡暗;脉沉迟为体内有寒表现,脉涩为血行不畅,血瘀的表现。

(三)津液病辨证

津液是人体一切正常水液的总称,有滋润濡养脏腑,滑利关节,滋润皮肤的作用。津液的生成、输布、排泄与脾气的运化,肺气的宣发肃降和通调水道,肾气的气化,三焦的功能密切相关。

津液的病证,一般可概括为津液不足和水液停聚两个方面。

1.津液不足

临床表现:口燥咽干,眼睛干涩,唇燥而裂,皮肤干燥或干瘪无泽,小便短少,大便干结,舌红少津,脉细数。

证候分析:津液不足,上不能滋润头面,则口燥咽干,眼睛干涩,唇燥而裂;外不能滋润皮肤,则皮肤干燥或干瘪无泽;下不能化生小便,滋润肠道,则小便短少,大便干结;津液属阴,其不足致生内热,则舌红少津,脉细数。

2.水液停聚　各种病因影响水液的转输和排泄,皆可导致水液在体内停聚,肺脏、脾脏、肾脏、三焦与水液的转输和排泄关系最为密切。本节重点介绍痰饮与水肿。

(1)水肿　体内水液停聚,泛滥肌肤引起面目、四肢、胸腹甚至全身浮肿,称为水肿,临诊辨证,首辨阴水和阳水,以明虚实。

1)阳水

临床表现:发病急,头面水肿,多从眼睑开始,继而遍及全身,尤以腰以上为甚,皮肤薄且光亮,小便短少。常伴恶寒发热,头身疼痛,苔薄白,脉浮紧;或咽喉红肿疼痛,发热,舌红,脉浮数;或全身水肿,来势较缓,按之没指,肢体困重,胸闷泛恶,纳呆,小便短少,舌苔白腻,脉沉缓。

证候分析:阳水,多由外感所致,多为实证。外感风寒,肺卫受病,宣肃失常,通调失职,水津失布,水溢肌肤,则水肿发病急;肺位于上焦,则头面先浮肿,多从眼睑开始;本病上焦失宣,中焦失布,下焦失司,水无去路,则来势猛,迅速涉及全身,皮肤薄且光亮;三焦不利,肾脏气化失司,则小便短少;恶寒发热,头身疼痛,苔薄白,脉浮紧,为外感风寒的表现;咽喉红肿疼痛,发热,舌红,脉浮数为外感风热的表现;外感湿邪,易引发内湿,水湿困脾,脾失健运,水泛肌肤,也可全身水肿,但来势较缓;湿性重着,则肢体困重;湿阻中焦,气机不畅,则胸闷;胃气上逆,则呕恶;脾失健运,则纳呆;脾受湿困,肾气化失常,则小便少;舌苔白腻,脉沉缓为水湿内停,阳气不运的表现。

　2)阴水

　临床表现:水肿,腰以下为甚,按之凹陷不易恢复,脘闷腹胀,纳呆便溏,神疲倦怠,小便短少,舌淡,苔白滑,脉沉缓。或水肿日渐加剧,小便不利,腰膝酸重冷痛,畏寒肢冷,神疲倦怠,面色晦暗,舌淡胖,苔白滑,脉沉迟无力。

　证候分析:阴水为脾肾阳虚所致,发病缓,来势徐,水肿多从足部开始,以腰以下为甚。脾虚不能运化水湿,水湿内停,泛溢肌肤,则水肿,腰以下为甚,按之凹陷不易恢复;湿困脾胃,阻遏气机,则脘闷腹胀;脾失健运,则纳呆;湿邪下注肠道,则便溏;脾阳虚衰,不能输布精微至全身,则神疲倦怠;阳虚气化不利,则小便短少;舌淡,苔白滑,脉沉缓是阳虚,水湿内停的表现;肾阳虚衰,气化不利,则小便不利;水无去路,则水肿日渐加剧;肾阳虚,腰府及骨骼失去温养,则腰膝酸重冷痛;不能温煦肢体,则畏寒肢冷,神疲乏力;面色晦暗为肾阳不足,寒水上泛的表现;舌淡胖,苔白滑,脉沉迟无力是阳气不足,内湿内停的表现。

　(2)痰饮

　临床表现:咳嗽气喘,痰液清稀色白,胸闷,喉间痰鸣;脘痞腹胀,纳呆恶心,呕吐痰涎;头晕目眩;神昏癫狂;肢体麻木,半身不遂,瘰疬瘿瘤,咽中异物感,乳癖痰核,舌苔腻,脉滑等。

证候分析:痰饮临床证候多样,古人有"诸般怪证皆属于痰"之说。若痰饮阻肺,肺失宣肃,肺气上逆,则咳嗽气喘,痰液清稀色白;气为痰阻,肺气不利,则胸闷,喉间痰鸣;痰饮滞胃,胃失和降,则脘痞腹胀,纳呆;胃气上逆,则恶心,呕吐痰涎;痰饮阻遏中焦,清阳不升,则头晕目眩;痰迷心窍,心神受蒙,则神志模糊;痰浊蒙蔽心窍,则为癫,痰火扰心则为狂;痰阻经络,气血运行不利,则肢体麻木,半身不遂;痰饮凝结皮下肌肉,凝聚成块,停于颈部体表为瘰疬瘿瘤,停于咽部则有异物感,停于乳房则为乳癖,停于肢体则为痰核;舌苔腻,脉滑为有痰的表现。

附录四
▶六经辨证与三焦辨证方法

六经辨证与三焦辨证是中医的重要辨证方法。

(一)六经辨证

六经病证中,三阳病证以六腑病为基础,三阴病证以五脏病为基础。因此六经病证基本上概括为脏腑和十二经的病变。但六经辨证主要分析外感风寒所引起的证候及其传变规律。

1.太阳病　太阳为一身之表,外邪侵袭,多从太阳而入。太阳病的主症主脉为恶寒,头项强痛,脉浮。不论新病久病,感受何邪,只要有这些证候,即可辨为太阳病。

病人体质差异,感受病邪不同,太阳病有中风与伤寒的不同。

(1)太阳中风证

临床表现:恶风,发热,头痛,自汗出,或见鼻鸣干呕,脉浮缓。

证候分析:卫气主外,固护肌表。外感风邪,卫受病则卫阳浮盛于外,则发热;风性疏泄,卫气因之失其固护开阖之性,营阴因而不能内守则自汗出;汗出腠理疏松,则恶风;风性易侵袭头部,头部经络不舒,则头痛;邪气郁滞,肺胃失和,则鼻鸣干呕;肌腠疏松,营阴不足,则脉浮缓。

(2)太阳伤寒证

临床表现:恶寒,发热,头项强痛,体痛,无汗而喘,舌苔薄白,脉浮紧。

证候分析:风寒束表,卫阳被遏,卫阳失其温煦功能,则恶寒;玄府闭塞,则无汗;邪袭肌表,正气奋起抵抗,阳气趋于肌表,则发热;正气被寒邪束于表,则脉浮紧,太阳经循头项,则头项强痛;卫阳被遏,营阴亦受滞,则体痛;肺气不宣,则呼吸喘促。

2.阳明病证　　阳明病证是由于太阳病未愈,病邪亢盛入里所致。为阳气亢盛,邪气从热化的最盛阶段,属于里实热证。按病邪所处的病位,可分为阳明病经证和阳明病腑证。

(1)阳明病经证

临床表现:壮热,大汗出,大渴喜冷饮,面赤,心烦,舌红苔黄燥,脉洪大有力。

证候分析:邪入阳明,燥热亢盛,充斥阳明经,则壮热;热邪迫津外泄,则大汗出;热盛津伤,汗出津亦亏,则口渴喜冷饮;阳明经绕面一周,阳明经热盛,则面赤;热扰心神,则心烦;舌红苔黄燥,为热盛津伤所致;阳明经多气多血,热邪充斥其经,则脉洪大有力。

(2)阳明病腑证

临床表现:日晡潮热,手足濈然汗出,脘腹痞满,腹痛拒按,腹中矢气频转,心烦不得眠,大便不通,甚至神昏谵语,狂乱,舌边尖红起芒刺,甚至焦黑燥裂,苔厚黄干燥,脉沉迟而实,或滑实。

证候分析:脾胃之气充养四肢,阳明热盛,迫津外津,则手足濈然汗出,日晡潮热;热邪与糟粕充斥肠道,结而不通,则脘腹痞满,腹痛拒按,大便不通,腹中矢气频转;阳明燥热上扰心神,轻则心烦不得眠,重则神昏谵语,狂乱;舌边尖红起芒刺,焦黑燥裂,苔厚黄干燥是邪热内盛,津液被劫的征象;燥热结于肠道,脉道壅滞,则脉沉迟而实,或滑实。

3.少阳病证

临床表现:往来寒热,胸胁苦满,默默不欲饮食,心烦喜呕,口苦,咽干,目眩,苔薄白或薄黄,脉弦等。

证候分析:邪犯少阳,正邪相争,邪胜正入里,则恶寒,正气抗邪外出,则发热。少阳经循行胸胁,热郁少阳,则胸胁苦满;胆木横逆胃腑,则默默不欲饮食,胃气上逆,则时时欲呕;胆火上扰心神,则心烦;邪热熏蒸胆汁,胆汁上泛则口苦;热灼津伤则咽干;目为肝胆之外候,胆火上炎,则目眩。邪热在半表半里,则苔薄白或薄黄,脉弦为肝病脉象。

4.太阴病证　　太阴病属于里虚寒湿证。邪气入里,入阳明则从燥热化,入太阴则从寒湿化。两经证可相互转化。中气虚,则阳明病证转为太阴病证;中阳渐盛,则太阴病证转为阳明病证。

临床表现:腹满而吐,食不下,自利,口不渴,时腹自痛,舌苔白腻,脉沉缓而弱。

证候分析:脾土虚寒,气机不利,则腹满;脾土不能健运,则食不下;湿邪下注肠道,则下利;下焦气未伤,津液尚可上承,则口多不渴;虚寒阻滞血脉通畅,则腹痛,喜温喜按,时胀时痛;舌苔白腻,脉沉缓而弱为里虚寒湿的征象。

5.少阴病证 少阴经内连属于肾脏和心脏,是人体的根本,心肾机能衰退,则机体抗病能力减弱。肾脏之性属水,心脏之性属火,少阴病既可从寒化,也可从热化。邪犯少阴,若阳气不足则从寒化,若阴虚阳亢,是从热化。临床上少阴病有寒化和热化两种不同证候。

(1)少阴寒化证

临床表现:但欲寐,脉微细,无热恶寒,四肢厥冷,下利清谷,呕不能食,或食入即吐,口渴;或脉微欲绝,反不恶寒,甚至面赤。

证候分析:阳气衰微,神失温养,则"但欲寐";无力鼓动血液运行,则脉微细;阳虚则外寒,则无热恶寒;阳气衰微,外不能温煦四肢,则四肢厥冷,内不能温运脾胃,则下利清谷,呕不能食,或食入即吐。下焦阳衰,不能气化升清,且下利较甚,则口渴。若阴寒盛极于下,将残阳格拒于上,出现阳气浮越的戴阳证,则不恶寒,两颧泛红如妆,脉微欲绝。

(2)少阴热化证

临床表现:心烦不得卧,口燥咽干,舌边尖红,脉象细数。

证候分析:肾阴不足,不能上济心火,心火独亢,阳不能入阴,阴虚不受阳纳,则心烦不得卧;心火亢盛,津液耗伤,则口燥咽干;舌边尖红,脉象细数,为阴虚阳亢的表现。

6.厥阴病证 厥阴病证为六经辨证的最后阶段,处于正气和邪气做最终的斗争阶段,病情错综复杂。厥阴病证虽然复杂,但多表现为肝胆和胃的证候。临床上有上热下寒和厥热胜复的不同转机。

（1）上热下寒证

临床表现：口渴饮水不止，气上冲心，胸中热痛，饥不欲食，四肢厥冷，下利呕吐等。

证候分析：厥阴为阴之尽，其特点是阴阳各趋其极，阳并于上则上热，阴并于下则下寒。因此厥阴病主证为上热下寒。上热，则口渴，饮水不止，气上冲心，胸中热痛，有饥饿感；下寒，则不欲食，下利，呕吐；阳气不能达四肢，则四肢厥冷。

（2）厥热胜复证

临床表现：四肢厥冷与全身发热交替发作。

证候分析：本证是邪正相搏，阴阳交争表现出来的证候。阴盛则冷，阳气渐复则热；厥冷时长，发热时短，为阳消阴长，为病进；厥冷与发热相等，为阳气来复，阴阳趋于平衡，病情向好的方面发展；发热时长，厥冷时短，为正能胜邪，病势好转；先发热后厥冷，为阳气不复，病又发；只有厥冷，不发热，为阴盛阳衰，病情危重；厥退而热不止，为阳复太过，病从热化。临床上常将厥冷与发热的多少作为推测病情转归和判断预后的依据。

（二）三焦辨证

三焦辨证是外感温病辨证的方法之一，为清代医家吴鞠通所倡导，标志着温病发展过程的不同阶段。上焦证候主要包括手太阴肺经和手厥阴心包经的病变；中焦证候主要包括足阳明胃经和足太阴脾经的病变；下焦证候主要包括足厥阴肝经和足少阴肾经的病变。

1. 上焦病证

临床表现：发热，微恶风寒，自汗，头痛，口渴或不渴，咳嗽，咽喉肿痛，午后热甚，舌边尖红，脉数或两寸独大；舌蹇肢厥，神昏谵语等。

证候分析：邪犯上焦，肺合皮毛而主表，则微恶风寒；肺主气，肺病气郁，则发热，咳嗽；邪犯上焦，则舌边尖红，脉浮数，两寸脉独大；阳邪易伤清窍，则头痛；温邪微伤津，则口干微渴或不渴；咽喉为肺之门户，则咽喉肿痛；午后机体阳气渐衰，抗病能力减弱，邪气独居于身,则午后热甚;若温邪逆传心包,则神昏谵语,舌蹇,阳气被郁,则厥冷。

2.中焦病证　温病自上焦顺传至中焦,表现为脾胃病证。脾胃特性各不相同,脾性喜燥恶湿,胃性喜润恶燥。邪入中焦可从燥化,也可从湿化。因此,在病证上有阳明的燥热证候和太阴的湿热证候之不同。

(1)阳明燥热证

临床表现:全身俱热,面红目赤,呼吸气粗,心烦,不得眠,腹满腹痛,口干咽燥,唇裂舌焦,大便秘结,小便短赤,舌红起芒刺,苔黄焦,脉象沉涩。

证候分析:阳明经多气多血,热入阳明,热盛之极,则全身俱热;阳热上炎,则面红目赤;邪热壅盛,则呼吸气粗;热扰神明,则心烦,不得眠;热与糟粕充斥肠道,结而不通,则腹满腹痛,大便秘结;热盛津伤,则口干咽燥,唇裂舌焦,小便短赤,舌红起芒刺,苔黄焦;津液亏耗,气机不畅,血运不利,则脉象沉涩。本证候与六经辨证中的阳明证候基本相同,但本证候感受的是温邪,传变快,人体阴液消耗多。

(2)太阴湿热证

临床表现:面色淡黄,头重如裹,肢体困重,胸闷不饥,呕恶,身热不扬,午后热甚,汗出热不解,大便不爽或溏泻,小便不利,舌苔黄腻,脉细而濡数。

证候分析:太阴湿热,郁蒸于上,则面色淡黄;湿邪伤头,则头重如裹,困于肢体,则肢体困重,停于胸胃,则胸闷不饥;湿阻中焦,胃气上逆,则呕吐,恶心,脾运不健,则小便不利;湿遏热伏,则身热不扬,汗出热不解;午后机体阳气渐衰,抗病能力减弱,则午后热甚;湿邪下注肠道,则便溏,则排便不爽;舌苔黄腻,脉细濡数,为湿热内阻之象。

3.下焦病证　下焦病证,是指温邪久留不退,劫灼下焦阴精,肝肾受损,而出现的肝肾阴虚证候。

临床表现:低热,颧红,神疲萎顿,消瘦无力,口燥咽干,耳鸣耳聋,手足心热甚于手背,舌绛而干,脉虚;或手足蠕动,或微有抽搐,时有惊跳,心中澹澹大动,舌绛少苔,甚或时时欲脱。

证候分析:温病后期,进入下焦,易损肾之阴液,则持续低热,颧红,手足心热;精亏不能养神,则神疲萎顿,脉虚;形体失养,则消瘦无力;阴亏不能上奉清窍,则口燥咽干,耳鸣耳聋,舌绛而干;肾精亏虚,肝木失养,筋失濡润,则手足蠕动,抽搐;肾水枯竭,不能上济心火,心神不能内舍,则心中澹澹大动;舌绛苔少,甚或时时欲脱,则为有耗竭之象。

附录五

▶ 道语名词小释

三田、三关、三脉、二桥、明堂、重楼、阳关、谷道、涌泉,皆血液、精气流通之窍道。

静坐虽是清静无为之事实,庄子所谓无为无不为也。静中大有作用,非槁木死灰之比。

1. 上田:即泥丸宫,脑之府也。

2. 中田:即肺下胸间也。

3. 下田:即脐下也。

4. 尾闾:在背后脊柱之尾端。

5. 夹脊:在脊柱之中间。

6. 玉枕:在脑之后。

7. 任脉:为前身之总脉,起下齿,终丹田。

8. 督脉:后身之总脉,起下丹田,终上齿。

9. 冲脉:身中之总脉,起舌尖,终下田。

10. 上(鹊)桥:即两鼻孔之间也。

11. 下(鹊)桥:即阳关谷道之间也。

12. 明堂:在两眉之间。

13. 重楼:在咽喉之段。

14. 阳关:外肾之精道。

15. 谷道:肛门之口。

16. 涌泉:两脚之底。

17. 华池:舌下也。

18. 黄庭:腹中也。

邓氏藏书

中医案例